DES AFFECTIONS

DE LA

CLOISON DES FOSSES NASALES

PAR

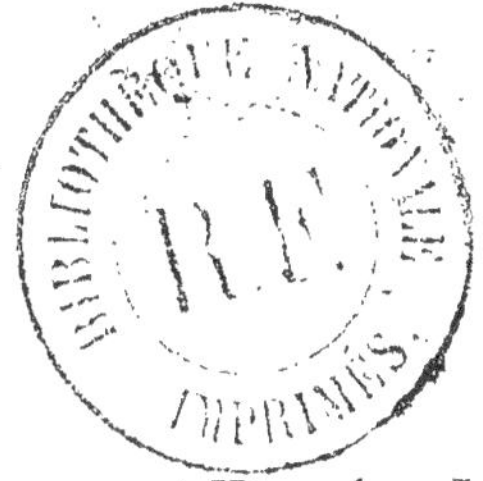

Denis de CASABIANCA,

Docteur en médecine de la Faculté de Paris,
Aide-major stagiaire au Val-de-Grâce.

PARIS

V. ADRIEN DELAHAYE ET Cie, LIBRAIRES-ÉDITEURS

PLACE DE L'ÉCOLE-DE-MÉDECINE.

—

1876

DES AFFECTIONS

DE LA

CLOISON DES FOSSES NASALES

PAR

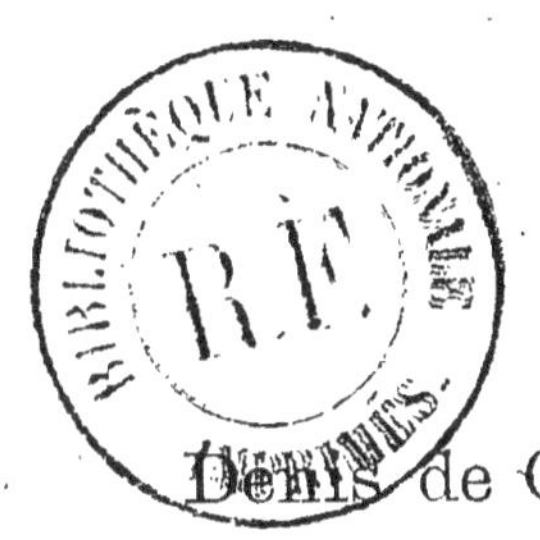

Denis de CASABIANCA,

Docteur en médecine de la Faculté de Paris,
Aide-major stagiaire au Val-de-Grâce.

PARIS

V. ADRIEN DELAHAYE ET Cie, LIBRAIRES-ÉDITEURS

PLACE DE L'ÉCOLE-DE-MÉDECINE.

1876

DES AFFECTIONS

CLOISON DES FOSSES NASALES

Les maladies de la cloison des fosses nasales sont fort rares ; par suite, elles ont été peu étudiées. Les seules que nous trouvions décrites dans les ouvrages classiques, sont les bosses sanguines et les abcès ; les autres sont entièrement passées sous silence ou à peine mentionnées. Cependant, en raison de sa situation et de sa constitution anatomique spéciales, la cloison présente des particularités pathologiques qu'il est important de connaître.

Il y a quelques mois, dans ses savantes leçons cliniques de la Pitié, M. le professeur Verneuil, insistait sur l'extrême difficulté du diagnostic de certaines affections de la cloison, et donnait des exemples remarquables d'erreurs commises par les chirurgiens même les plus habiles.

De là nous est venue l'idée du sujet que nous avons choisi pour notre thèse inaugurale.

Nous n'avons nullement la prétention de faire une étude approfondie des maladies de la cloison des fosses nasales. Donner de chacune d'elles une description complète, serait une tache trop au-dessus de nos forces.

Nous essaierons seulement de montrer, en nous appuyant sur des faits, quelles sont les lésions que l'on peut y rencontrer, et les méprises auxquelles elles donnent lieu.

Ce n'est pas sans peine que nous avons pu rassembler les éléments de ce modeste travail; de nombreuses recherches ont été nécessaires pour réunir les observations qui en font tout l'intérêt.

Notre premier chapitre sera consacré à l'anatomie de la cloison, dont nous empruntons la description aux excellents traités de Sappey et de Tillaux. Puis, nos passerons successivement en revue :

1° Les lésions traumatiques : Contusions et bosses sanguines, fractures, corps étrangers;

2° Les lésions inflammatoires conprenant: les abcès, les ulcérations et perforations, enfin l'épaississement de la cloison sur lequel nous appelons particulièrement l'attention;

3° Les tumeurs (fibromes, chondromes, ostéomes, sarcomes, adénomes, épithéliomas, carcinomes);

4° Enfin, dans un dernier chapitre, nous étudierons les vices de conformation et les difformités.

Qu'il nous soit permis, avant d'entrer en matière, de remercier M. le professeur Verneuil des bienveilants conseils qu'il a bien voulu nous donner.

Nous devons également nos remercîments à M. le professeur Vallin et à M. Ollivier, pour l'obligeance avec laquelle ils ont mis à notre disposition des documents, qui nous ont aidé à achever le travail que nous soumettons à l'indulgence de nos juges.

ANATOMIE.

Un septum médian, étendu verticalement de la voûte au plancher, divise la région olfactive en deux cavités et constitue par ses deux faces la paroi interne des fosses nasales. Ce septum ou cloison, présente à étudier une charpente et la muqueuse qui la tapisse.

Charpente. — Elle est en partie osseuse, en partie cartilagineuse. La portion osseuse est constituée par le vomer et la lame perpendiculaire de l'ethmoïde; la portion cartilagineuse, par le cartilage de la cloison.

Vomer. — Lamelle osseuse de forme spéciale à laquelle il doit son nom, le vomer s'étend obliquement de la base du crâne à la voûte palatine et occupe la partie postérieure et inférieure de la cloison. On lui considère deux faces et quatre bords.

Les faces planes, recouvertes dans toute leur étendue par la pituitaire, contribuent à former la paroi interne des fosses nasales.

Le bord supérieur court, épais, reçoit dans une gouttière profonde, la crête de la face inférieure du corps du sphénoïde.

Le bord inférieur mince et long, est reçu dans la rainure qué forment par leur réunion sur la ligne médiane, les apophyses palatines des maxillaires supérieurs et les portions horizontales des deux palatins.

Le bord postérieur, le plus court, très-légèrement oblique en bas et en avant, sépare l'ouverture postérieure des fosses nasales.

Enfin, le bord antérieur très-long, très-oblique, s'unit supérieurement à la lame perpendiculaire de l'éthmoïde, inférieurement au cartilage de la cloison.

Le vomer est formé de deux lames parallèles, qui se confondent en bas et en arrière, mais qui restent très-souvent distinctes en avant et en haut. Un prolongement émané du cartilage de la cloison, remplit alors l'intervalle qui les sépare.

Lame perpendiculaire de l'éthmoïde. Mince, irrégulièrement quadrilatère, continue en haut avec là lame criblée et l'apophyse crista-galli, elle s'articule par son bord antéro-supérieur, avec l'épine nasale du frontal et avec les os propres du nez, par son bord postérieur très-court, avec la crête du sphénoïde, par son bord postéro-inférieur, avec la moitié supérieure du bord antérieur du vomer. Son bord antéro-inférieur étendu des os propres du nez au vomer, forme avec la moitié inférieure du bord antérieur de cet os, une vaste échancrure dans laquelle est reçu le cartilage de la cloison. La lame perpendiculaire de l'éthmoïde, constitue le principal soutien de la voûte nasale.

Cartilage de la cloison. — Epais de 1 $^1/_2$ mm. de forme trapézoïde, placé de champ comme la cloison osseuse que nous venons de décrire, le cartilage de la cloison présente deux faces recouvertes par la pituitaire, ordinairement planes, quelquefois convexes et concaves en sens opposé , et quatre bords.

Le bord postérieur et supérieur, épais et rugueux, s'unit au bord inférieur et antérieur de la lame perpendiculaire de l'éthmoïde à la manière des côtes avec les cartilages costaux.

Le bord supérieur et antérieur répond au dos du nez. Continu en haut avec les cartilages latéraux du nez, il est libre dans son tiers inférieur, et se trouve débordé de chaque côté par la partie antérieure du cartilage des ailes du nez.

Le bord inférieur et antérieur beaucoup plus court, arrondi et légèrement oblique en bas et en arrière, s'étend du précédent à l'épine nasale. Il surmonte la sous-cloison à la formation de laquelle il reste étranger; sa moitié antérieure est débordée par les cartilages de l'aile du nez entre lesquels elle est placée.

Le bord inférieur et postérieur adhère, en avant à l'épine nasale antérieure, et en arrière à la partie la plus déclive du bord inférieur du vomer dans l'épaisseur duquel il envoie, ainsi que nous l'avons déjà vu, une languette qui, dans certains cas, s'étend jusqu'au corps du sphénoïde (prolongement caudal de Cruveilhier).

« Ce cartilage n'est pas seulement destiné à compléter la cloison des fosses nasales; il a encore pour usage de soutenir toute la partie fibro-cartilagineuse du nez, pour laquelle il constitue en quelque sorte une clef de voûte. » (Sappey).

Muqueuse. — Le squelette de la cloison mince, peu résistant, est singulièrement renforcé par la muqueuse qui tapisse ses deux faces. En ce point, en effet, la pituitaire présente une résistance, une solidité toutes particulières.

Elle diffère de la portion qui tapisse la paroi externe principalement au niveau des cornets, par sa régularité, par son épaisseur moins considérable, et surtout par sa texture plus serrée. Tandis que, sur la paroi externe, la muqueuse est grisâtre, plissée, épaisse, mais lâche et comme infiltrée, la muqueuse de la cloison est rosée, lisse, très-régulièrement étalée; son épaisseur est moindre, mais son tissu est plus dense, plus résistant. Elle est plus épaisse inférieurement que supérieurement. Sa surface libre est recouverte d'un épithélium à cils vibratiles; ceux-ci deviennent rares ou même font entièrement défaut à la partie supérieure.

La pituitaire est constituée par deux couches:

1° Une couche profonde, fibreuse. En rapport direct avec la charpente ostéo-cartilagineuse de la cloison, elle sert de périchondre au cartilage et se prolonge sur le cadre osseux qui l'entoure, pour lui servir de périoste. En contact avec le squelette, elle y adhère assez faiblement surtout au niveau du cartilage, ce qui résulte de l'absence de prolongements vasculaires dans ce tissu. Aussi, la muqueuse se laisse-t-elle facilement décoller.

2° Une couche superficielle ou muqueuse, renfer-

mant, dans son épaisseur, des glandes et des vaisseaux nombreux.

Les glandes, bien étudiées par M. Sappey, sont
des glandes en grappe. Elles sont moins nombreuses
sur la cloison que sur la paroi externe, notamment
sur le bord libre des cornets. On décrit généralement, dans la portion olfactive de la pituitaire, des
glandes en tubes ou glandes de Bowman: M. Sappey
nie leur existence d'une manière absolue ; pour lui,
il n'y a partout que des glandes en grappe.

La cloison est très-riche en vaisseaux artériels et
veineux. *Les artères* émanant de deux sources prin-
cipales, la maxillaire interne et l'ophthalmique,
sont : la branche interne de bifurcation de l'artère
sphéno-palatine, pour la partie postérieure et inférieure de la cloison, et les artères ethmoïdales
antérieure et postérieure, qui donnent des divisions
nombreuses à ses parties supérieure et antérieure.
Mentionnons aussi, tout à fait en avant et en bas,
quelques rameaux provenant de la faciale.

Les veines sont nombreuses et d'un calibre supérieur à celui des artères ; elles affectent la même
disposition générale que les artères et forment trois
groupes : un antérieur, un postérieur, un supérieur
duquel émane assez souvent une veinule qui se
rend au trou borgne du frontal, pour se jeter dans le
sinus longitudinal supérieur.

Les lymphatiques forment un réseau superficiel ;
ceux de la partie antérieure de la cloison vont aboutir
aux ganglions sous-maxillaires ; ceux de la partie

postérieure se rendent à des ganglions situés sur les côtés du pharynx.

Les nerfs sont de deux ordres : 1° nerfs de sensibilité générale, émanant de la cinquième paire et se distribuant à toute la hauteur de la muqueuse; 2° nerfs de sensibilité spéciale ou nerfs olfactifs, dont la distribution est limitée à sa partie supérieure.

A ce niveau les cils vibratiles font défaut, mais on trouve les cellules olfactives, d'aspect fusiforme, à prolongement supérieur en forme de bâtonnet, remontant jusqu'à la surface libre de la pituitaire. D'après Schultze, ces cellules se continueraient, par leur prolongement inférieur, avec les ramifications terminales des nerfs olfactifs.

Lésions traumatiques.

Nous ne nous arrêtons pas à décrire les plaies de la cloison. Abritée sous la voûte du nez à laquelle elle sert d'appui, elle ne peut guère être atteinte par un agent vulnérant, sans lésion préalable des parties environnantes. Ce n'est qu'exceptionnellement qu'une pointe effilée, un projectile peu volumineux, pénétrant par l'ouverture des narines avec une force et une direction convenables, ira blesser la cloison, la perforer ou même s'y loger, comme nous en verrons plus loin un exemple remarquable. Du reste, en raison de la grande vascularité de la région, les plaies simples sont très-bénignes, et leur réparation est rapide.

Nous devons surtout nous occuper ici de la contusion et de ses suites (ecchymoses, bosses sanguines), des fractures, enfin des corps étrangers de la cloison.

CONTUSION, BOSSES SANGUINES. — Les coups, les chutes sur le nez, toute contusion de cet organe, peuvent donner lieu à un ébranlement de la cloison qui, suivant le degré de violence du traumatisme, est suivi d'une simple ecchymose ou d'une véritable collection sanguine.

Dans le premier cas, il y a rupture de quelques petits vaisseaux, extravasation d'une faible quantité de sang, et tout se borne à une ecchymose qui suit les phases des suffusions sanguines sous-muqueuses. La résorption se fait rapidement ; la muqueuse, d'abord légèrement soulevée, revient bientôt à son état primitif, et au bout de quelques jours il ne reste aucune trace de l'accident.

Il n'en est pas de même, si la contusion a été très-violente. Dans ce cas, l'ébranlement est plus considérable, la cloison cartilagineuse est brusquement tordue sur elle-même, et la fibro-muqueuse, dont nous avons vu les faibles adhérences au squelette, se décolle.

Dans l'espace de quelques heures, quelquefois au bout de quelques minutes, on voit se former, à peu de distance de l'ouverture des narines, presque toujours des deux côtés de la cloison, une tumeur plus ou moins volumineuse. C'est le sang qui, épanché entre le cartilage de la cloison et la muqueuse, a refoulé celle-ci. En d'autres termes, nous venons d'assister à la formation d'une bosse sanguine.

Les bosses sanguines de la cloison ont été décrites pour la première fois par Fleming, chirurgien Irlandais (observations on certain affections of the septum of the nose. *Dublin journal*, 1833, t. IV). Nous venons de voir avec quelle rapidité elles se produisent; il nous reste à passer rapidement en revue leurs caractères. Elles se présentent sous la forme de tumeurs ordinairement doubles, régulièrement arrondies, faisant saillie de chaque côté de la cloison, et se correspondant par leur base élargie. Elles siégent habituellement au niveau de la portion cartilagineuse. Souvent, elles dépassent l'ouverture des narines; si leur volume est moindre, il est facile de les apercevoir et d'apprécier leurs caractères en pressant sur le bout du nez de façon à écarter les narines.

Leur surface est unie, régulière, de couleur rouge foncé, ecchymotique. On n'y observe pas, en général, de phénomènes inflammatoires, et, dans la plupart des cas, la fluctuation est facile à constater. Cependant, cette exploration peut être rendue difficile par la distension quelquefois considérable de la muqueuse et par le gonflement douloureux des parties molles environnantes, dans les premiers jours qui suivent l'accident.

Un fait important, dans l'histoire de cette affection, c'est la communication à peu près constante qui existe entre les deux tumeurs à travers la cloison, de telle sorte que la pression exercée sur l'une d'elles se transmet à l'autre qui augmente de volume; et que, une incision pratiquée d'un seul côté suffit pour les vider toutes deux. — Nous ne saurions expliquer cette communication autrement que par la rupture du cartilage au moment de l'accident. La rapidité avec laquelle se forment ces tumeurs ne permet pas d'admettre l'influence désorganisatrice de l'inflammation. On pourrait songer à la nécrose du cartilage qui a perdu ses connexions avec la muqueuse, mais cette explication, admissible dans les cas où la perforation a été constatée longtemps après la production des bosses sanguines, ne l'est plus quand la perforation existe peu de temps après l'accident. Or, dans l'observation souvent citée de Fléming, il est question d'un cavalier qui ayant reçu sur le nez un coup de tête de son cheval, eut, au bout de quelques heures, les deux narines oblitérées par une double tumeur de la cloison. Dès le lendemain, il se présentait à Fleming qui, ayant reconnu la fluctuation, donna un coup de lancette dans la tumeur du côté droit; il s'en échappa du sang demi-fluide, demi-coagulé, et les deux tumeurs se vidèrent par cette unique ouverture.

Dans le cas observé par Jarjavay et publié par Beaussenat (*Des tumeurs sanguines et purulentes de la cloison des fosses nasales, thèse de Paris,* 1864), il est dit qu'un charpentier, ayant reçu de violents coups de poing sur le nez, entre à la Charité le surlendemain, porteur de deux tumeurs développées sur la cloison, une de chaque côté, et dès son entrée on constate que lorsqu'on comprime une de ces tumeurs, l'autre devient plus grosse. L'incision pratiquée deux jours après sur celle de droite, laisse écouler un sang noir et fluide, et les deux tumeurs s'affaissent. Dans la même observation, il est dit que la pression directe sur le nez détermine la dépression de la cloison d'avant en arrière, comme si elle était fracturée.

Le *Diagnostic* ne présente pas de difficultés. Les circonstances dans lesquelles l'altération est survenue, la rapidité de sa production, la teinte foncée de la muqueuse et avant tout la fluctuation, permettront toujours de distinguer une bosse sanguine d'un épaississement bilatéral de la cloison et des tumeurs solides qui peuvent se développer en ce point. Quant aux polypes muqueux, outre les signes diagnostiques précédents, la simple constatation de l'implantation sur la cloison suffira pour en écarter l'hypothèse.

Les abcès de la cloison peuvent seuls être confondus avec les bosses sanguines; sans nous arrêter ici à une question sur laquelle il nous faudra revenir, nous dirons dès maintenant que le temps qui s'écoule entre l'accident et l'apparition de la tumeur est le principal élément du diagnostic.

Velpeau admettait une troisième forme de tumeur liquide de la cloison, les kystes séreux (Gaz. des Hôpitaux, 1860 p. 178); mais nous n'en avons trouvé aucune observation, et aucun auteur n'en a fait mention après lui.

Il est rare que les bosses sanguines de la cloison se terminent par résorption; ce qui l'est beaucoup moins, c'est de voir ces collections se transformer, au bout d'un certain temps en de véritable abcès. Aussi, pour peu que l'épanchement sanguin soit considérable, conviendra-t-il de donner, au plus vite, issue au liquide ; outre le soulagement immédiat qu'elle procure au malade, l'évacuation de la poche permet le recollement rapide de la muqueuse non encore altérée. En suivant une conduite opposée, on s'exposerait à voir survenir l'inflammation des parois du foyer sanguin et la destruction d'une partie de la cloison, par suite de la dénudation prolongée et de la mortification de son cartilage.

Nous croyons devoir signaler ici l'existence possible de collections sanguines développées spontanément sur un seul côté de la cloison, de véritables kystes sanguins de la cloison. En voici deux exemples :

Cas du Dr Luc, médecin militaire (*Bull. Soc. Chir.* 1875).

Obs. I. — Un enfant arabe de dix ans qui avait eu cinq ans auparavant une variole confluente, s'est présenté au Dr Luc avec une oblitération complète des deux narines, dont il éprouvait une véritable gêne. L'opération fut pratiquée à gauche à l'aide d'une incision qui pénétra immédiatement dans la narine. La même opération fut faite à droite de la même manière; mais en cherchant à introduire un stylet dans la narine, le chirurgien tomba dans une cavité pleine de sang noir qui ne communiquait pas avec la narine, et qui paraissait développée sur la cloison. Il s'écoula beaucoup de sang pur. Les deux narines formées ainsi par les deux incisions ont été dilatées, puis des injections ont été faites et la guérison a été obtenue.

En outre de la collection sanguine, cette observation nous donne un exemple d'adhérences entre la cloison et les parois externes des fosses nasales, consécutives à des ulcérations produites par la variole.

Obs. II. — M. Péan a observé dans son service à l'hôpital Saint-Louis, un véritable kyste sanguin qui avait pris naissance sur la cloison. Cette petite tumeur molle, bleuâtre transparente avait au premier abord, l'aspect d'un polype muqueux. Nélaton, Path. Chir. 2e édit., t. III, p. 740.)

Fractures de la cloison. — Elles sont fort rares, ce qui s'explique surtout par la constitution ostéo-cartilagineuse du septum nasal. La portion antérieure et inférieure, celle, par conséquent, qui est le plus exposée aux actions traumatiques, est occupée par le cartilage de la cloison. Cette lame flexible, élastique, tout en soutenant la charpente du nez, donne à cet organe la mobilité nécessaire pour se soustraire aux violences extérieures. Ce n'est qu'exceptionnellement que sa résistance est vaincue, que sa limite de flexibilité est dépassée, et alors le cartilage se brise. Nous avons déjà parlé de cette rupture du cartilage de la cloison, à propos des bosses sanguines. Elle peut n'être pas limitée au cartilage, et s'étendre aux portions voisines du vomer et de l'ethmoïde.

La cloison osseuse mieux protégée que la cloison cartilagineuse, abritée derrière les os propres du nez, peut cependant se fracturer isolément. C'est surtout dans les coups portant sur la racine du nez, que l'on observera ces fractures. Le plus souvent, les os propres du nez sont écrasés, enfoncés, et la cloison ne fait que participer aux désordres qui intéressent l'organe tout entier.

Suivant que le traumatisme détermine une simple fissure ou une fracture comminutive du squelette de la cloison, les suites auront plus ou moins de gravité. Tandis que, dans le premier cas, tout se bornera habituellement à une légère douleur réveillée par la pression, et disparaissant au bout d'un certain temps, dans les cas extrêmes, outre la difformité de la face résultant de l'affaissement du nez, il se fait, par les fosses nasales, une suppuration fétide qui dure jusqu'à la complète élimination des esquilles. En même temps, l'odorat est affaibli ou entièrement aboli et la respiration par le nez difficile ou impossible.

— Une percussion violente sur la racine du nez amène, avons nous dit, la fracture des os du nez et de la lame perpendiculaire de l'ethmoïde. « Si celle-ci résiste, le choc est transmis aux gouttières ethmoïdales qui peuvent même être enfoncées vers le cerveau » (Malgaine, Tr. d'anat. chir. 2e éd. t. 1, p. 728). — Cette grave complication doit être excessivement rare, la faiblesse de la lame perpendiculaire, sa fragilité, la rendant peu propre à la transmission d'un ébranlement considérable. — La fracture par contre-coup avec refoulement, de la lame

criblée de l'ethmoïde, n'en aurait pas moins été
observée, d'après Boyer (t. III p. 122).

Gerdy cite un cas de fracture des os de la cloison suivie de
l'élimination de nombreuses esquilles ; au bout d'un certain
temps, il se forma dans les fosses nasales, une masse polypeuse
molle, qui après avoir passé à travers la perte de substance de
la cloison, occupait les deux narines, ce qui avait fait croire à
l'existence de deux polypes. L'opération prouva qu'il n'y avait
qu'une seule tumeur développée sur un cornet du côté droit.
(Gerdy, des polypes et de leur traitement, Th. de concours,
Paris 1833. Coll. in-8°, t. 222, p. 4).

CORPS ÉTRANGERS. — D'après la disposition anatomique des cavités nasales, il est facile de comprendre que le siége de prédilection des corps étrangers
doit être dans les replis et les anfractuosités de la
paroi externe. C'est, en effet, dans les méats inférieur et moyen, qu'ils se fixent presque toujours.
La surface lisse et unie de la pituitaire qui tapisse
la cloison, rend facile la progression du corps étranger, si son volume n'est pas considérable ; dans un
mouvement d'expiration ou d'inspiration forcée, ou
bien il sera expulsé, ou bien il s'engagera dans un
des replis de la paroi externe des fosses nasales. Ce
ne serait guère que dans le cas où il aurait une surface très-irrégulière, hérissée d'aspérités, qu'il pourrait se fixer sur la muqueuse de la cloison et même
finir par s'y enchâtonner par suite de l'épaississement, du bourgeonnement périphérique de celle-ci.
Si le fait a pu être observé, ce que nous ignorons,
il n'en est pas moins, à coup sûr, excessivement
rare, et l'on peut dire qu'en général la cloison

n'aura pas à souffrir de la présence dans les fosses nasales d'un corps étranger peu volumineux. Mais si celui-ci est plus gros, ou bien s'il est susceptible d'augmenter de volume sous l'influence de l'humidité ou par le dépôt de couches calcaires à sa surface, il arrivera au contact de la cloison qui, dans ces conditions, se trouve souvent déjetée dans la narine opposée. La muqueuse irritée finit par s'ulcérer ; il y a même, dans certains cas, nécrose et perforation plus ou moins étendue de la cloison.

En 1859, M. Verneuil communiquait à la Société de chirurgie (séance du 18 mai 1859), une observation de calcul des fosses nasales donnant lieu à des accès douloureux intermittents très-intenses. On avait cru d'abord à une névralgie, puis à une nécrose du cornet inférieur. M. Verneuil dut faire, en plusieurs séances, la lithotritie de cette concrétion volumineuse dont la partie centrale était constituée par une sorte de graine rappelant par sa forme, un pépin de raisin. La malade revue six semaines après paraissait tout à fait guérie, mais il existait une légère perforation de la cloison.

Cette perte de substance, d'abord très-peu étendue, fit des progrès, et au bout de deux mois, M. Verneuil constatait immédiatement au-dessous de l'extrémité inférieure des os propres du nez restés en place, une brusque dépression du dos du nez, donnant lieu à une difformité de la face.

A côté des cas assez fréquents où un corps étranger situé dans une des cavités nasales intéresse plus ou moins la cloison, il y a quelques observations fort curieuses de corps étrangers étant venus se loger et ayant séjourné longtemps dans l'épaisseur même de la cloison :

Cas I. — Fragment d'obus logé dans la cloison médiane du

nez, par Lemaistre, interne des hôpitaux. (Bull. de la Soc. anat. 1874, p. 632).

Ce morceau de plomb qui a 3 centimètres de diamètre en tous sens a été retiré dans des circonstances toutes particulières. Le malade était entré ces jours derniers dans le service de M. Desnos pour une bronchite. On s'aperçut qu'il avait de l'ozène. L'exploration rhinoscopique fit reconnaître, à la partie supérieure de la cloison du nez, un corps noir, dur, légèrement mobile, qui fut considéré comme un sequestre et arraché avec une pince. On fut fort étonné de constater que le prétendu séquestre était un éclat de plomb provenant du manchon d'un obus. Le malade raconta qu'à une des batailles de la Loire, en 1870, un obus était tombé à côté de lui ; à ce moment il avait senti quelque chose le frapper au visage et il avait saigné du nez. Il avait cru que c'était de la terre qui avait été projetée par la chute de l'obus. Depuis, il avait toujours eu de la peine à respirer par les narines, et se plaignait d'un écoulement sanieux continuel. Le fait le plus curieux est que ce fragment avait pénétré dans le nez sans produire de plaie extérieure ; il s'était logé à cheval sur la cloison, après l'avoir perforée. Tout autour, les bords de la solution de continuité étaient noirâtres, colorés par le sulfure de plomb.

Cas II. — M. le professeur Gaujot a eu dans son service, après la dernière guerre, un soldat chez lequel un petit éclat d'obus était allé se loger dans l'épaisseur de la cloison, après avoir traversé l'aile du nez.

Cas III. — Communiqué par M. Tillaux à la Société de chirurgie (séance du 26 janvier 1876). « Une femme de soixante-six ans vint l'an dernier dans mon service à Lariboisière. Elle était atteinte d'un ozène dont le début remontait à deux ans. J'explorai les fosses nasales avec un stylet, et je perçus au niveau du bord postérieur du vomer, la sensation d'une surface dénudée, dure et un peu rugueuse, mais tout à fait immobile. Je diagnostiquai : nécrose du bord postérieur du vomer, séquestre adhérent. Je fis pendant plusieurs mois des lavages antiseptiques, mais en vain ; le prétendu séquestre restait toujours aussi immobile. Enfin dernièrement, c'est-à-dire six mois après ma première exploration, je parvins à le faire basculer au moyen d'une sonde cannelée, et je retirai sans difficulté, non pas un os comme je m'y attendais, mais un corps arrondi, d'une dureté pierreuse, présentant la couleur du mâchefer et l'aspect d'un petit calcul mural. Après la préparation que je lui ai fait subir, il est facile de constater que ce corps n'est autre chose qu'un noyau de cerise encroûté d'une couche calcaire très-dure épaisse d'un millimètre et demi environ, et dont l'introduction dans les fosses nasales a dû avoir lieu il y a près de trois ans. La malade n'en ayant pas eu conscience, il a dû être introduit d'arrière en avant. »

Lésions inflammatoires.

ABCÈS. — Les collections purulentes de la cloison ont été signalées pour la première fois en 1830 par J. Cloquet (*Journal hebdom.* 1830, t· VII, p. 544). Bien que rares, elles n'en constituent pas moins une des altérations les plus communes de cette région, et l'on peut s'étonner qu'elles soient restées si long-temps méconnues. En 1833 , Fleming en donnait plusieurs observations dans un travail publié par le *Journal de Dublin* et analysé dans la *Gazette médicale de Paris* (1833 , p. 798). Quelques années après, Aug. Bérard en faisait connaître deux cas nouveaux (*Archives de méd.*, t. XIII, 2ᵉ série, p. 408). Signalons encore deux observations, l'une de Maisonneuve, l'autre de Velpeau (*Gaz. des Hôpit.*, 1841, p. 59 et 1860, p. 178). Tous ces faits ont été rassemblés par Beaussenat (*loc. cit.*), et aujourd'hui les abcès de la cloison sont décrits dans tous les ouvrages classiques. Aussi nous croyons-nous autorisé à en faire une étude rapide.

Les abcès de la cloison sont traumatiques ou spontanées ; les uns déterminés par les différents degrés de contusion du nez, par l'irritation due à la présence d'un corps étranger, etc., sont de beaucoup les plus communs ; les autres se montrent surtout chez des sujets scrofuleux, ou dans le cours des grandes pyrexies, des maladies virulentes et infectieuses, la morve principalement. Enfin, il y a une troisième variété, les abcès ossifluents, déterminés par la nécrose ou la carie des os propres du nez ou du squelette de la cloison. Les abcès que nous avons vus succéder quelquefois aux bosses sanguines rentrent dans les abcès traumatiques.

Au point de vue symptomatique, les abcès de la cloison sont chauds ou froids, aigus ou chroniques ; à la première variété appartiennent les abcès traumatiques ; à la seconde, la plupart des abcès spontanés et les abcès ossifluents.

Il s'écoule en général plusieurs jours, quelquefois plusieurs semaines, entre le traumatisme et l'apparition des phénomènes inflammatoires. Ceux-ci sont ordinairement intenses : la peau du nez est rouge, tendue, en même temps existe une douleur spontanée, lancinante, avec céphalalgie, larmoiement, quelquefois même photophobie. Assez souvent il y a de la fièvre. La muqueuse, d'un rouge vif, sèche, est soulevée de chaque côté de la cloison par le pus qui se collecte derrière elle, et l'on voit bientôt apparaître, non loin de l'ouverture des narines, deux tumeurs chaudes, luisantes, situées de chaque côté de la cloison et se correspondant exactement par leur base. Leur forme est généralement régulière, arrondie ; leur volume variable, est souvent assez considérable pour obstruer complètement les deux narines et faire à l'extérieur une double saillie qui déborde de tous côtés l'ouverture antérieure des fosses nasales.

La fluctuation est assez nette, assez facile à constater ; de plus, elle se transmet de l'une à l'autre tumeur. Toute pression exercée sur l'une d'elles fait refluer, à travers la cloison perforée, le liquide dans l'autre qui augmente de volume et devient plus tendue. La perforation paraît siéger le plus habituellement au point de jonction du cartilage de la cloison et du vomer. « Les circonstances qui la préparent et l'amènent sont mal connues. Qu'il s'agisse d'un travail ulcératif, ce n'est pas douteux, mais on ignore quels en sont le point de départ et le mécanisme. » (Duplay). Quoi qu'il en soit, la bilatéralité et la communication sont deux caractères à peu près constants des abcès de la cloison ; dans toutes les observations d'abcès chauds que nous avons eues sous les yeux, ces deux caractères existaient. Ils sont également de règle dans les abcès froids. Cependant Fleming, *loc. cit.*, rapporte deux cas d'abcès spontanés développés sur un seul côté de la cloison.

L'appareil symptomatique des abcès froids ossifluents ou spontanés diffère essentiellement de celui que nous venons de décrire. Leur début est lent, insidieux, ils ne s'accompagnent d'aucune réaction inflammatoire ; le pus se collecte silencieusement entre la muqueuse et le squelette jusqu'à ce que les troubles fonctionnels (respiration gênée, timbre de la voix altéré, odorat compromis, goût émoussé), résultant de l'obstruction progressive des narines, amènent le malade à consulter le chirurgien. A ce moment, la collection est souvent considérable. Elle se présente avec les mêmes caractères de forme et de volume que les abcès aigus ; mais la muqueuse a sa coloration et sa température normales, et l'absence de tout phénomène douloureux et inflammatoire, rend l'exploration bien plus facile. La fluctuation est manifeste, et, dans le cas ordinaire d'abcès doubles, la communication entre les deux foyers est presque constante.

Il est à remarquer que les abcès aigus ou chroniques sont en général limités à la partie antéro-inférieure de la cloison et ne dépassent guère sa portion cartilagineuse. L'adhérence de la fibro-muqueuse assez intime sur le vomer et la lame perpendiculaire de l'ethmoïde, faible sur le cartilage de la cloison, l'influence de la pesanteur (pour les abcès ossifluents), enfin cette considération que la portion cartilagineuse est la plus exposée aux contusions et aux irritations extérieures, nous paraissent expliquer suffisamment et le siége habituel des collections purulentes à ce niveau, et leur peu de tendance à fuser en arrière et en haut.

Diagnostic. — Les abcès traumatiques ne peuvent guère être confondus qu'avec les bosses sanguines, souvent bilatérales et avec communication. Mais l'intensité des phénomènes inflammatoires, la

teinte différente de la muqueuse et surtout l'époque
d'apparition de la tumeur par rapport au traumatisme, rendront la distinction facile.

Le diagnostic des abcès froids présente plus de
difficultés. L'absence de tout traumatisme antérieur, la lenteur du développement, la coloration
rosée de la muqueuse écarteront l'idée de bosse sanguine. Mais, si l'on se trouvait en présence de l'un
de ces kystes sanguins survenus spontanément,
dont nous avons vu deux exemples, on conçoit que
la confusion soit possible. Assez souvent ces abcès
sont pris pour des polypes muqueux. M. Panasra-
contait, il y a quelques mois, aux élèves de son
service, que, récemment appelé auprès d'un malade,
pour extirper deux tumeurs saillantes dans les narines et prises par le médecin ordinaire pour des
polypes des fosses nasales, il s'était trouvé en présence d'un abcès double de la cloison qui se vida par
l'incision. La méprise doit être bien plus fréquente
quand l'abcès est unilatéral. Toutefois, une exploration attentive permettra toujours d'éviter l'erreur.
La fluctuation est en général facile à constater.
D'ailleurs, les polypes muqueux ont toujours leur
pédicule sur la paroi externe des fosses nasales, et
la simple constatation que la tumeur dépend de la
cloison doit en faire rejeter l'hypothèse. Jamais on
ne confondra un abcès de la cloison avec une tumeur fibreuse, cartilagineuse, sarcomateuse, épi-
théliale, etc. Cependant, il faut se tenir en garde
contre certaines causes d'erreur. M. Duplay cite,

d'après M. Rendu, un cas de tumeur encéphaloïde occupant les deux côtés de la cloison, molle, de couleur blanc rosé, et donnant au doigt, dans la narine opposée, une sensation de fluctuation manifeste, ce qui avait fait croire à un abcès.

Le *pronostic* des abcès aigus n'offre, en général, aucune gravité. Jamais on n'a vu ces abcès déterminer des accidents de méningite par propagation.

Les abcès froids peuvent amener à la longue, une exfoliation du cartilage ou même des os de la cloison, et par suite, une déformation de nez.

Dans tous les cas, on évacuera le pus le plus vite possible. Une seule incision suffira ordinairement pour amener l'évacuation complète et la cicatrisation des deux foyers.

Dans les abcès chroniques où le pus a de la tendance à se reproduire, on fera une incision de chaque côté, et l'on maintiendra l'ouverture de la muqueuse au moyen d'un séton capillaire (fil de soie ou d'argent), à l'exemple de Bérard; Fleming faisait des injections détersives et antiputrides qui sont aussi très-avantageuses.

Il y a un mois à peine, M. le professeur Trélat, dans son cours de la Faculté, rapportait deux cas d'abcès de la cloison qu'il a eu l'occasion d'observer en 1868, à l'hôpital Saint-Louis.

M. Tillaux voyait dernièrement, à sa consultation de l'hôpital Lariboisière un exemple d'abcès traumatique de la cloison, avec ses caractères classiques.

ULCÉRATIONS ET PERFORATIONS.—Les ulcérations occupent une place importante dans la pathologie de la cloison. Elles y sont bien plus fréquentes que sur la paroi externe des fosses nasales et y offrent en général plus de gravité, a cause des difformités résultant de la nécrose du squelette, qui est la suite presque obligée des ulcères scrofuleux et syphilitiques, à cause aussi de la facilité avec laquelle les ulcérations, même les plus bénignes, entraînent la perforation du cartilage de la cloison. C'est ainsi que les plus petites exulcérations de la muqueuse, celles, par exemple, que Ure a décrites sous le nom d'érosions folliculeuses des narines (in Holmes, A system of surgery, 1re édit.), toujours d'une extrême bénignité sur la paroi externe, sont fréquemment suivies de perforation, quand elles siégent sur la cloison.

A part cette particularité intéressante sur laquelle il nous faudra revenir, les ulcérations de la cloison ne diffèrent pas sensiblement des autres ulcérations des fosses nasales. Aussi, ne croyons-nous pas devoir nous étendre longuement sur leurs symptòmes qui se trouvent décrits dans tous les ouvrages classiques, aux articles : *Ozène, ulcères des fosses nasales* et dans quelques travaux spéciaux : *J. J. Cazenave*, sur le coryza chronique non vénérien, Paris, 1835 (collect. in-8, t. 17); et choix d'observ. sur le Coryza chron., la Punaisie, etc. Paris, 1848 (collect. in-8, t. 179); *Piednoel*, des ulcères des fosses nasal, Thèse, Paris 1857 ; *Trousseau*, de l'ozène et de son traitement (Bullet. gén. de Thérap., juillet 1863); *Desaivre,* observ. sur les ulcères simples de la membrane de Schneider, th., Paris, 1865, etc.

Nous nous bornerons donc à un exposé rapide, tout en nous réservant d'insister sur certaines parties de cette étude.

Les ulcérations de la cloison peuvent être produites par les causes les plus diverses : Le contact répété de poussières âcres, l'irritation de la pituitaire par des corps étrangers ou des tumeurs développées sur la paroi externe, altèrent la nutrition de la muqueuse, amènent son inflammation chronique, son ulcération. Si la cause d'irritation persiste, l'ulcération fait des progrès et finit par perforer la cloison : si au contraire la cause est supprimée, le travail ulcératif pourra s'arrêter et même la réparation se faire assez rapidement. Cependant, même dans ce cas, il n'est pas rare de voir la perforation se produire.

A côté de ces ulcérations de cause locale, il en est d'autres beaucoup plus fréquentes et d'ordinaire beaucoup plus graves, qui sont l'expression d'un mauvais état général. Telles sont celles qui surviennent dans les maladies graves, infectieuses (morve, fièvres éruptives, fièvre typhoïde) et celles qui sont produites par des maladies constitutionnelles (scrofule, syphilis).

a. Maladies graves, infectieuses. — Les ulcérations sont de règle dans la morve. Elles siégent sur tous les points de la pituitaire, mais plus particulièrement sur la cloison qui est souvent perforée. Elles offrent ceci de particulier qu'elles sont, en général, consécutives à de petits abcès sous-muqueux. Le même processus amène, dans le farcin chronique, des altérations nécrosiques de la cloison nasale. (Voy. observ. in Rec. de méd. et de chirurg. milit., 2e série, t. XVIII, p. 279 et 289; t. XIX, p. 62, etc.)

Les ulcérations de la cloison s'observent aussi dans la variole où elles succèdent à des pustules dévelopées sur la pituitaire; daus la rougeole, ainsi que l'ont prouvé des autopsies (Joffroy, Bullet. de la Soc. anat., 1870, p. 164; Dechaut; de la rougeole irregulière et compliquée, th., Paris, 1842, p. 24.) Enfin, elles surviennent quelquefois dans la fièvre typhoïde.

Indépendamment des ulcérations simples de là muqueuse, les fièvres graves peuvent donner lieu, sur la cloison, à des altérations plus profondes :

En 1860, H. Roger communiqua à la Société médicale des hôpitaux (séance du 10 mars), deux observations de nécrose du cartilage de la cloison, snrvenue dans le cours d'affections générales fébriles. La première est relative à un jeune homme de 18 ans, atteint de rhumatisme articulaire généralisé avec complications cardiaques très-graves. Deux mois avant la mort, ce malade présenta, à la suite de l'élimination d'un fragment cartilagieux du volume d'un grain de riz, une perforation de la cloison, large comme une lentille. Aucune lésion analogue dans les autres organes ne fut constatée à l'autopsie.

Le second malade était un jeune homme de

19 ans, qui, dans le cours d'une fièvre typhoïde très-grave, présenta une perforation de la cloison du diamètre d'une pièce de 50 centimes. (Voy. *Union médic*. nouv. sér. t. V. p. 468 et *Gaz. des Hôp*. 1860, p. 153).

Peu de temps après, la *Gazette des Hôpitaux* (1860, p. 178 et 214), publiait deux nouveaux cas : l'un dû au Dr Corbel, est presque identique au premier de M. Roger; dans l'autre, dû au Dr Lecœur (de Caen), il s'agit d'une jeune femme de 24 ans, enceinte de six mois chez laquelle se produisit, à la suite d'une fievre typhoïde très-grave heureusement modifiée par un accouchement prématuré, une perforation elliptique de la cloison du diamètre d'une pièce de 20 cent.

Un cinquième cas a été observé par le professeur Gietl de Munich, chez un étudiant de 21 ans atteint d'une fièvre typhoïde très-longue, avec prédominance des phenomènes adynamiques. (*Gazette hebd.*, 1862, p. 729; *Union médic.*, 1862, t. XVI, p. 523.)

Enfin, le Dr Lagneau a observé un cas de perforation sur une jeune fille de 16 ans, atteinte de fièvre typhoïde grave. La cloison cartilagineuse était détruite depuis un centimètre environ du bord des narines, jusque près de sa suture éthmoïdale. (*Gaz. hebd.*, 1863, p. 440).

Dans tous ces cas, l'altération du cartilage est-elle primitive ou consécutive à une affection de la muqueuse? Pour Roger, cette rhinonécrosie doit être rapprochée, au point de vue de sa cause et de sa nature, de la laryngo-nécrosie typhique. D'après Legroux et d'après Pfeiffer (lettre à Roger, *Société méd. des Hôpit.*, séance du 12 nov. 1862), elle serait le plus souvent favorisée par la dessiccation des mucosités qui se concrètent dans les fosses nasales.

Avant que les faits dont nous venons de parler fussent connus, quelques auteurs anciens avaient mentionné des cas de « fonte gangréneuse du nez dans certaines épidémies de typhus des armées », *Griesinger, traité des malad. infect.*, 2ᵉ éd., *trad. fr., p.* 172.

Charcot a observé, dans un cas de fièvre typhoïde, la perte d'un fragment du maxillaire supérieur et d'une portion de la cloison.

b. Ulcères Diathésiques. — Nous ne faisons que mentionner les ulcères cancéreux ; quant aux ulcères *darteux* sur lesquels Boyer et Trousseau ont beaucoup insisté, leur existence nous paraît trop bien établie pour que nous songions à la contester. Mais leur fréquence nous semble avoir été quelque peu exagérée par ces auteurs, et, s'ils existent, ils sont certainement très-rares. Ces ulcères survenant chez des individus herpétiques, sont très-rebelles. Ils présenteraient ceci de particulier, que contrairement aux ulcères scrofuleux et syphilitiques, ils n'entraîneraient jamais ou presque jamais de lésions osseuses.

N'existe-t-il pas des ulcérations tuberculeuses de

la cloison comparables à celles du larynx ? — Nous posons la question ; à d'autres de la résoudre.

Nous arrivons maintenant aux deux grandes causes d'ulcères de la cloison, la scrofule et la syphilis.

Les *ulcérations* scrofuleuses de la cloison sont très-fréquentes. Elles surviennent souvent dans le coryza chronique, et on en trouve de nombreux exemples dans le premier mémoire de J. J. Cazenave (obs. 23, 25, 26, 27). Peut-être sont-elles amenées aussi, quelquefois, par des éruptions pustuleuses analogues à l'impetigo, au rupia, à l'ecthyma de la peau. Dans certains cas, il se forme, dans l'épaisseur de la muqueuse, des dépôts tuberculeux qui, en se ramollissant, amènent l'érosion et la perforation de la muqueuse, par un processus analogue à celui du lupus. Roser insiste sur ces particularités, et n'hésite pas à admettre un lupus de la cloison. Pour l'auteur allemand, le lupus serait l'expression d'une dyscrasie particulière se manifestant non seulement sur la peau, mais encore sur la muqueuse de la région faciale et particulièrement sur celle de la cloison. (Roser, *Elem. de path. chirurg. et de méd. opér.* Trad. fr., 1870, p, 70 et 71.)

L'ulcère scrofuleux amène souvent des pertes de substance plus ou moins étendues, dans la charpente de la cloison. Mais un fait digne de remarque, et d'une grande valeur diagnostique, c'est la prédilection qu'il manifeste pour la partie antérieure de la cloison. Aussi, l'altération nécrosique est-elle

souvent limitée au cartilage au niveau duquel existe
la perforation. Cependant, il n'est pas rare de voir
les os de la cloison, surtout le vomer, frappés de
nécrose par les progrès du travail ulcératif, et
même, quelquefois, la cloison est entièrement détruite. Dans certains cas de scrofule invétérée, la
nécrose peut être primitive, et l'inflammation ulcéreuse ne survenir que secondairement. Mais ce processus est exceptionnel dans la scrofule.

La syphilis tertiaire, au contraire, paraît agir,
le plus souvent, primitivement sur le squelette de
la cloison. Dans les affections nasales syphilitiques,
le vomer est un des os le plus souvent atteints. Sa
nécrose peut être occasionnée par des ulcérations
envahissant primitivement la muqueuse olfactive,
ou, plus fréquemment, par ostéite directe. La lame
perpendiculaire de l'ethmoïde participe souvent
aux mêmes altérations.

Il ne nous serait pas difficile de réunir ici des
exemples nombreux de destruction plus ou moins
complète de la cloison nasale consécutive à des
ulcérations syphilitiques.

Après avoir passé en revue les diverses conditions
dans lesquelles peuvent se produire les ulcérations
de la cloison, il nous reste à dire un mot sur la
manière dont on constate leur existence. L'examen
rhinoscopique par l'orifice antérieur ou postérieur
des fosses nasales fournira le plus souvent des renseignements suffisants. Mais il est un autre mode
d'exploration bien plus simple et au moins aussi

sûr. Il consiste à faire glisser le long de la paroi interne des fosses nasales, un stylet dont l'extrémité a été recourbée en crochet; on pourra ainsi découvrir les moindres pertes de substance de la muqueuse de la cloison, normalement lisse et unie : on appréciera assez exactement le nombre, l'étendue, la profondeur des ulcérations, et même on s'assurera, par la sensation spéciale qu'on éprouve, si l'altération n'a pas gagné le squelette sous-jacent et déterminé sa nécrose.

Le diagnostic entre les ulcérations de différente nature repose : sur les circonstances dans lesquelles l'altération se produit, sur son siége, sur les caractères de l'écoulement qui se fait par le nez, sur l'âge, les antécédents du malade, etc. — Boyer, au point de vue symptomatique, divisait les ulcères des fosses nasales en simples, bénins, n'exhalant aucune odeur, et en putrides, malins, rendant une odeur très-fétide. Cette division s'applique tout aussi bien aux ulcères de la cloison en particulier. Toutes les fois qu'on se trouvera en présence d'un ulcère profond et fétide, il faudra d'abord songer à la scrofule ou à la syphilis.

La punaisie n'est jamais aussi prononcée que dans le cas où il y a carie ou nécrose du squelette. Aussi, les ulcérations syphilitiques amenant des altérations osseuses souvent très-étendues, s'accompagnent-elles d'une horrible puanteur.

Ulcérations et perforations professionnelles. — Dans l'étude que nous venons de faire des différentes causes qui peuvent amener l'ulcération et

la perforation de la cloison, nous n'avons encore
rien dit des altérations que l'on observe dans certaines professions. Cette question présente un
grand intérêt, surtout chez les ouvriers qui travaillent à la fabrication des chromates, et nous de-
mandons la permission de nous y arrêter quelques
instants.

Dans un premier *Mémoire sur les accidents qui
atteignent les ouvriers qni travaillent le bichromate
de potasse*, par Chevallier et Bécourt (*Annales
d'Hygiène*, juillet 1863, t. XX, p. 83), il est longuement parlé d'une altération particulière de la cloison des fosses nasales, causée par les buées qui
s'échappent des chaudières où l'on fabrique le bichromate de potasse. Cette étude, dont les princi-
paux éléments avaient été fournis par deux com-
munications de M. Clouet, directeur de l'usine de
Graville, fut reprise et complétée par Delpech
(*Bull. de lAcad. de Méd.*, 1863-64, t. XXIX, p. 289)
et Hillairet (*Bull. de l'Acad. de Méd.*, 1863-64,
t. XXIX, p. 345), qui plus tard réunirent dans un
mémoire commun le résultat de leur observation
séparée. (*Mém. sur les accid. auxquels sont soumis
les ouvriers employés à la fabrication des chromates,
in Annales d'Hyg. publ.*, t. XXXI, 1869).

Nous analyserons la partie de ce travail spéciale-
ment consacrée à la perforation du cartilage de la
cloison, qui est, du reste, la lésion vraiment carac-
téristique de la maladie des chromateurs. Les autres
accidents que l'on observe chez eux (ulcérations

spéciales des mains, des pieds, bronchites et attaques de suffocation, ulcères de la gorge), n'entrent pas dans notre sujet.

On la rencontre chez presque tous les sujets. Ceux-là seuls qui, avant d'entrer dans la fabrique, ont l'habitude de priser du tabac, en sont ordinairement à l'abri (Clouet, Delpech). Cette altération s'observe non-seulement chez les ouvriers travaillant dans des ateliers où des vapeurs chargées de bichromate de potasse se répandent avec abondance (Clouet), mais aussi chez ceux qui sont exposés aux poussières de chromate jaune, neutre (Hillairet et Delpech). Les premiers, toutefois, sont plus souvent et plus rapidement atteints.

Les symptômes qui précèdent la perforation, sont : des picotements dans les fosses nasales, suivis bientôt d'éternuments fréquents, irrésistibles et d'un écoulement abondant, séreux d'abord, mais qui peu à peu s'épaissit, devient verdâtre; puis sont expulsés des croûtes assez dures et des lambeaux de tissus. Enfin survient une croûte plus foncée, plus dure, résistante au toucher, espèce de bourbillon cartilagineux qui est la partie nécrosée du cartilage. Ces divers symptômes se développent et se succèdent plus ou moins rapidement. « Ils témoignent suffisamment d'une inflammation ulcéreuse vive, persistante, et toujours entretenue par une cause puissante d'irritation. » Ils sont quelquefois accompagnés d'épistaxis.

La perforation siége toujours à 1 centimètre et

demi ou 2 centimètres au plus au-dessus du bord inférieur de la sous-cloison. D'abord très-petite, irrégulièremeut arrondie, elle s'agrandit progressivement et devient ovalaire de bas en haut et d'avant en arrière. Elle peut ainsi s'étendre jusqu'à l'union du cartilage avec le vomer et la lame perpendiculaire de l'ethmoïde. La portion antéro-postérieure de la cloison est toujours respectée ; « ce n'est pas là un des points les moins intéressants de cette rhinonécrosie, car, par sa persistance, elle obvie à la déformation et à l'affaissement du nez qui, dans tous les cas que nous avons observés, avait conservé sa forme normale » (D. et H).

La perforation de la cloison est suivie, dans un certain nombre de cas, d'une sorte de sifflement nasal durant l'inspiration, et d'un nasonnement de la voix qui n'est généralement pas persistant. Signalons encore, d'après Delpech et Hillairet, la formation, pendant un temps assez long, de croûtes brunâtres et dures, qui s'accumulent dans l'ouverture laissée par la perte de substance, et sont entraînées périodiquement dans les efforts faits pour expulser le mucus nasal. Jamais on n'a constaté de punaisie. Beaucoup d'ouvriers ont la cloison perforée sans le savoir.

Clouet, dans sa lettre à Chevallier, puis Delpech et Hillairet ont noté que l'odorat restait intact. Les mêmes auteurs nous font connaître que, sauf de rares exceptions, les ouvriers ne sont plus aptes à contracter des coryzas.

Sur les autres parties des fosses nasales, on ne découvre aucun autre désordre qui puisse être comparé à ceux que nous venons de décrire sur la cloison. Dans certains cas, cependant, on a constaté de la rougeur et même des ulcérations de la muqueuse qui revêt les cornets. Nous regrettons que les limites de notre travail ne nous permettent pas de reproduire quelques-unes des nombreuses observations que contient le mémoire de Delpech et Hillairet.

Des lésions analogues à celles que nous venons d'étudier chez les ouvriers chromateurs, l'ulcération et la perforation de la cloison, ont été signalées chez les ouvriers exposés aux poussières arsenicales, principalement chez ceux qui manipulent le vert de Schweinfurth. Hillairet et Delpech, loc. cit., en donnent quatre observations.

Les cas de perforation observés chez les fabricants de fleurs artificielles, de papiers peints, etc., se rapportent à la même cause (Layet, *Hygiène des professions*, etc., 1875).

Le bichlorure de mercure employé comme mordant pour la teinture des plumes, détermine parfois l'ulcération et même la perforation de la cloison par suite de l'action sur la pituitaire des particules du sel caustique. On peut observer ces altérations chez les étameurs de glaces. Enfin, on les a signalées chez les ouvriers brossiers et criniers.

Après avoir parlé du développement de la perforation de la cloison nasale dans ces diverses professions, il nous reste à l'expliquer. Nous nous trouvons en face d'une triple question :

1° Faut-il voir dans cette altération l'expression d'un état général mauvais, l'effet d'une intoxication de l'économie par les sels de chrome, l'arsenic, etc., ou bien n'est-elle pas due simplement à une irritation locale résultant du dépôt, sur la pituitaire, de substances irritantes ou caustiques? Cette dernière opinion nous paraît préférable ; on s'explique très-bien la constance de la perforation chez les chromateurs par la puissante action caustique de l'acide chromique et des chromates.

2° Pourquoi l'altération siége-t-elle d'une façon presque exclusive sur la cloison? Il faut d'abord tenir compte de la direction de l'ouverture des narines, grâce à laquelle la double colonne d'air qui pénètre dans les fosses nasales pendant l'inspiration, au lieu de se diriger directement en arrière, converge d'abord vers la cloison médiane, sur les deux faces de laquelle elle va en quelque sorte se réfléchir. La cloison est donc la première partie des fosses nasales que l'air rencontre ; c'est sur elle que se déposent surtout les particules irritantes dont il est chargé et que, par suite doit se faire l'ulcération. A côté de cette explication, il en est une autre qui repose sur la structure de la cloison. Nous avons vu que la muqueuse de la cloison est bien moins riche en glandules que celle qui tapisse la paroi externe et surtout les cornets; elle est, par suite, incomplétement lubréfiée, et plus accessible aux actions irritantes. Tandis que sur les cornets, la sécrétion est assez abondante pour entraîner les particules qui s'y déposent; sur la cloison au contraire, elle est juste suffisante pour les fixer et rendre leur action destructive plus efficace. L'immunité dont jouissent les priseurs de tabac peut être expliquée par une suractivité de la sécrétion nasale et par le besoin fréquent de se moucher, qui ne permet pas aux poussières nuisibles de rester assez longtemps au contact de la muqueuse.

Reste enfin une dernière question à résoudre, et celle-ci s'applique à toutes les ulcérations de la cloison, quelle qu'en soit d'ailleurs la cause.

3° Comment expliquer la rapidité avec làquelle se produit la perforation de la cloison cartilagineuse ?

La pituitaire qui recouvre la cloison est peu épaisse ; aussi le processus ulcératif l'a-t-il bientôt détruite dans toute sa profondeur. Le cartilage doué d'une faible vitalité, dépourvu de vaisseaux propres, ne reçoit plus, dès lors, les éléments de nutrition nécessaires et tombe en gangrène. On conçoit que la destruction du cartilage, la perforation de la cloison, soient bien plus vite effectuées dans le cas où des agents irritants ou caustiques, une fois la muqueuse détruite, viennent agir directement sur le cartilage, comme cela a lieu chez les ouvriers chromateurs, par exemple.

Épaississement de la cloison (Périchondrite?).
Au mois de mars dernier, M. le professeur Verneuil, dans une savante leçon clinique, appelait l'attention

de ses élèves sur une affection peu connue, non si-
gnalée par nos auteurs classiques, à laquelle, pour
ne rien préjuger, il donnait le nom d'épaississement
de la cloison. Il insistait particulièrement sur l'extrême difficulté de son diagnostic, citant à ce propos,
deux observations fort remarquables dont la première se rapporte à une malade qui se trouvait à ce
moment dans ses salles.

Obs. I. — Au mois d'avril 1875, la nommée Labrette, âgée
de 22 ans, entrait à la Pitié, salle Saint-Augustin, pour se faire
traiter d'une maladie du nez dont le début remontait à une
année environ, mais qui, depuis quelques mois, avait fait des
progrès rapides et pris un caractère de gravité fort inquiétant.
Le nez presque doublé de volume, était rouge, tendu, luisant,
donnant au doigt une fausse sensation de fluctuation qui aurait
pu faire croire à un abcès.

En faisant renverser en arrière la tête de la malade, M. Verneuil vit, à l'entrée des fosses nasales, une masse rougeâtre,
fongueuse, papilliforme, obstruant complétement les deux narines, et ressemblant, à s'y méprendre, à un épithélioma papil-
laire. Sa base mal limitée, se perdait sur les deux faces de la
cloison. La malade avait eu quelques épistaxis. Au cou, on ne
constatait aucun engorgement ganglionnaire. — L'hésitation
ne paraissait pas possible : M. Verneuil crut avoir sous les yeux
une tumeur maligne, et il l'aurait immédiatement opérée, si
une considération ne l'avait retenu : Cette femme était enceinte
de huit mois. — Songeant à la gravité des opérations pratiquées
pendant la grossesse, M. Verneuil jugea prudent de s'abstenir,
pour le moment, de toute intervention chirurgicale et engagea
la malade à revenir aussitôt qu'elle aurait accouché. — A ce
moment le diagnostic était donc : Epithélioma de la cloison
ayant pris une marche rapide sous l'influence de la grossesse.

Trois semaines après sa délivrance, la malade se présentait de
nouveau à la Pitié. M. Verneuil fut très-surpris, en la revoyant,
de constater une amélioration considérable. Le gonflement du
nez, la saillie des narines avaient notablement diminué, la
tumeur de la cloison était moins volumineuse, et surtout son

aspect s'était heureusement modifié. En même temps que se produisait dans la région du nez un changement si favorable, une adénopathie indolente, formant chapelet, apparaissait sur les côtés du cou.

Le diagnostic fut aussitôt rectifié. Evidemment, on n'avait pas à faire à un épithélioma de la cloison. L'amélioration rapide, le changement d'aspect de la tumeur, éloignaient l'hypothèse d'une production de nature maligne. On ne pouvait dès lors se trouver en présence que d'une manifestation de la scrofule ou de la syphilis. Mais, bien que les antécédents de la malade, sa constitution délicate et surtout la forme de l'adénite fissent plutôt pencher vers la première, il était difficile de se prononcer, d'une manière absolue, dans un sens ou dans l'autre. Aussi, M. Verneuil crut-il devoir s'adresser d'abord au traitement anti-syphilitique (sirop de Gibert le matin, iodure de potassium le soir).

Peu de temps après il se formait, sur la joue gauche, une petite tumeur molle, fluctuante, dont les caractères étaient ceux des écrouelles cutanées. Le traitement anti-syphilitique fut abandonné et remplacé par le traitement anti-strumeux.

Enfin, après une absence de quelques mois, la femme Labrette rentre le 14 mars 1876, dans le service de M. Verneuil, salle St-Augustin, n° 22.

Etat actuel. — Le nez est à peine déformé, un peu renflé seulement à la partie moyenne ; pas de rougeur de la peau. Les narines sont encore en partie obstruées par un tissu rougeâtre, ferme au toucher, non douloureux et faisant corps avec la cloison. Quoique profondément ulcéré, ce tissu ne saigne pas. Le cartilage de la cloison est perforé dans une très-petite étendue, à 1 centimètre et demi environ du bord inférieur de la sous-cloison.

A la joue gauche reste une chéloïde strumeuse. L chaîne ganglionnaire a entièrement disparu.

Le traitement anti-scrofuleux est repris.

Deux semaines après, la malade assure que l'air passe beaucoup mieux par le nez et demande sa sortie.

En résumé, si l'on compare l'état actuel à l'état de la malade, au moment où M. Verneuil la voyait pour la première fois, l'amélioration est énorme ; mais la guérison n'est pas encore complète. De sorte que, conclut M. Verneuil, s'il est certain qu'on n'a pas eu à faire à une production de nature maligne, mais seulement à un épaississement scrofuleux de la cloison, il n'en est pas moins vrai que cette affection est bien rebelle.

Obs. II. — Il y a deux ans, M. Verneuil était appelé auprès d'une dame d'une cinquantaine d'années appartenant à une très-bonne famille. Depuis un certain temps elle souffrait d'une maladie de la cloison du nez, d'apparence fort grave. Un chirurgien très-distingué qui l'avait d'abord examinée, avait porté le diagnostic : épithélioma de la cloison. Redoutant l'opération qu'on lui déclarait nécessaire, cette dame avait voulu, avant de s'y soumettre, consulter M. Verneuil.

Le nez était rouge, gonflé, sensible à la pression ; à l'entrée des fosses nasales, existait une tumeur rougeâtre, ferme au toucher, faisant saillie de chaque côté de la cloison, et obstruant presque entièrement les deux narines, ce qui rendait la respiration par le nez à peu près impossible. A la partie inférieure de la masse morbide, étaient des croûtes peu adhérentes. Il y avait des recrudescences douloureuses.

Après un examen attentif, frappé surtout de ce fait que, au dire de la malade, l'affection avait présenté des alternatives d'aggravation et d'amélioration, M. Verneuil ne trouva pas le diagnostic épithélioma suffisamment justifié et conseilla de surseoir à l'opération. Les caractères d'une tumeur maligne ne lui paraissaient pas assez tranchés et, se basant surtout sur la marche de l'affection, il croyait plutôt à une production morbide de nature diathésique. Cependant, comme la question était délicate, il invita deux confrères, chirurgiens des hôpitaux, à examiner la malade et à donner leur avis. L'un conclut à l'existence d'un épithélioma et se prononça pour l'opération ; l'autre se rangea à l'opinion de M. Verneuil, qui finit par prévaloir.—L'âge avancé de la malade, l'absence de tout antécédent strumeux éloignant l'idée de scrofule, un traitement antisyphilitique sévère fut aussitôt institué (traitement mixte). Son effet fut des plus remarquables. Au bout de deux mois passés à la campagne, la malade venait remercier M. Verneuil. Elle paraissait presque guérie. Cependant, il y a eu recrudescence pendant l'hiver qui a suivi. A l'heure actuelle, le mal est de nouveau calmé, mais on ne peut pas dire qu'il soit guéri.

Dans ce cas, comme dans l'autre, il s'agissait donc d'un épais-

sissement très-rebelle dont le point de départ serait probable
ment, d'après M. Verneuil, dans le périchoudre.

Ces deux observations présentent un très-grand
intérêt pratique. Elles montrent que la cloison est
quelquefois le siége de productions hypertrophiques
spéciales d'une extrême ténacité, susceptibles d'a-
méliorations et d'aggravations alternatives, et pou-
vant, à certains moments, offrir toutes les appa-
rences des tumeurs malignes, particulièrement de
l'épithélioma avec lequel le diagnostic est quelquefois impossible. Nous venons de voir cette erreur
commise par des chirurgiens d'une expérience con-
sommée sur deux malades placées dans des conditions bien différentes. Toutes deux auraient subi
une opération dangereuse si la sagacité de M. Verneuil pour l'une, et pour l'autre la crainte des complications si fréquentes dans la grossesse ne l'avaient
fait rejeter. — A l'histoire de la première malade
(Obs. I), se rattache une autre considération intéressante sur laquelle M. Verneuil n'a pas manqué d'insister. Nous voulons parler de l'action de la grossesse sur la marche des néoplasmes. C'est sous cette
influence fâcheuse que l'altération de la cloison a pu
prendre, chez cette jeune femme, toutes les appa-
rences d'une tumeur maligne, au point de faire
croire à un épithélioma. Ce qui le prouve, c'est
l'amélioration rapide survenue aussitôt après l'accouchement, avant qu'aucun traitement eût été
institué.

Roser (*loc. cit.*), parle de productions verruqueuses

hypertrophiques de la cloison qu'il assimile au lupus de la peau, et les attribue à une *dyscrasie spéciale* indépendante de la scrofule et de la syphilis. Nous avouons ne pas bien comprendre la nécessité de chercher dans une « dyscrasie lupeuse », l'origine d'une altération qu'il est bien plus simple de rapporter suivant les cas, soit à l'une, soit à l'autre de ces diathèses.

Quant au siége anatomique précis du processus hyperplasique qui amène l'épaississement, il est encore obscur. Toutefois, nous serions disposé à en mettre, avec M. Verneuil, le point de départ dans le périchondre du cartilage de la cloison. Il se ferait dans l'épaisseur de cette couche fibreuse, une infiltration plastique comme celle que l'on observe dans la périostose syphilitique ; de sorte que, en définitive, l'épaississement de la cloison serait dû à une périchondrite chronique.

Mais il est difficile que la muqueuse ne participe pas plus ou moins à l'altération nutritive. Confondue par sa face profonde avec le périchondre, elle doit finir, le plus souvent par s'enflammer à son tour ; d'où épaississement, boursouflement, et, en dernier lieu, ulcération de la muqueuse.

Cette manière de voir n'est pas une pure hypothèse; elle se trouve confirmée par l'observation suivante que nous devons à l'obligeance de M. Tillaux.

Obs. III. — Ritz (Henri), 43 ans, tailleur, entre à l'hôpital Lariboisière, salle St-Louis n° 13, le 29 septembre 1874. Il y a environ quatre mois, le malade ressentit des douleurs lancinantes dans la moitié gauche de la face, puis il remarqua que ses narines s'obstruaient souvent, principalement la droite. Le médecin qu'il alla consulter, constata la présence d'une petite tumeur au niveau du cartilage de la cloison et lui fit des injections qui ne produisirent aucun résultat. C'est alors qu'il entre à l'hôpital. On trouve au niveau et sur la face droite du cartilage de la cloison, une tumeur de la grosseur d'une grosse cerise. Elle est tapissée par une muqueuse épaissie, non ulcérée. Cette tumeur non pédiculée, se continue, sans aucune ligne de démarcation, avec les parties voisines. Elle présente une coloration un peu plus rouge que celle des autres parois des fosses nasales. A la pression, elle présente la dureté et la consistance du tissu fibreux. En fermant l'autre narine et en engageant le malade à faire une forte expiration, la sortie de l'air se fait un peu plus difficilement qu'à l'état normal. Le malade dort la bouche ouverte.

Cette tumeur n'a donné lieu à aucune épistaxis, elle n'est le siége d'aucune douleur. Cependant, depuis son apparition, le malade accuse une céphalalgie frontale qui paraît revenir d'une façon intermittente.

En examinant la cavité gauche, on ne trouve aucune saillie, aucune dépression anormale.

La marche de la tumeur, son indolence, sa consistance fibreuse, enfin l'état de santé générale, font penser à une tumeur fibreuse. M. Tillaux enlève cette tumeur, et le malade sort complètement guéri quinze jours après.

L'examen histologique de la tumeur fait par M. Duret, interne du service, lui a permis de constater qu'il ne s'agissait pas d'une tumeur véritable, mais que la tuméfaction était due à une hyperplasie embryonnaire sous-muqueuse. La muqueuse était à peu près saine, mais parsemée çà et là de leucocytes, traces de l'inflammation ; profondément, il y avait une véritable infiltration embryonnaire. C'était, en un mot, une périchondrite localisée, de cause inconnue. On pouvait, cependant, en raison de l'état embryonnaire, de la petitesse, de la conglomération par groupes des éléments, soupçonner une périchondrose syphilitique.

Rapportons enfin, d'après une communication orale de M. le professeur Trélat, le cas suivant que

nous croyons devoir ranger au nombre des épaississements syphilitiques de la cloison.

Obs. IV. — En 1868, M. Trélat recevait dans son service à
l'hôpital Saint-Louis, un jeune homme de vingt-quatre ans,
qui portait, dans les fosses nasales, attachée à la partie cartilagineuse de la cloison, une tumeur non pédiculée, faisant dans
une narine, une saillie assez considérable pour rendre de ce
côté, le passage de l'air à peu près impossible. Cette tumeur
était ferme au toucher, régulièrement arrondie. La muqueuse
avait conservé sa coloration normale. Au même niveau, sur la
face opposée de la cloison, existait aussi un léger soulèvement.
La tumeur n'était le siége d'aucune douleur spontanée....

Le diagnostic était difficile. Avait-on affaire à un fibrome, à
un sarcome de la cloison ?....

Le malade niait avoir jamais eu la vérole. Avant d'entre-
prendre une opération, M. Trélat n'en crut pas moins devoir
essayer le traitement anti-syphilitique ; il eut à s'en féliciter.
En effet, il vit bientôt la tumeur diminuer de volume et au
bout de quelques semaines elle avait à peu près entièrement
disparu.

Résumons-nous : l'épaississement de la cloison a
pour cause la syphilis ou la scrofule, et siége habituellement au niveau de la portion cartilagineuse.
Ordinairement bilatéral et symétrique, il est quelquefois plus proéminent dans une narine, et peut
même se développer d'un seul côté de la cloison.
Son point de départ paraît être dans le périchondre ;
mais la muqueuse finit, en général, par participer
au travail d'inflammation chronique dont cette
couche fibreuse a été primitivement le siége.

L'épaississement peut atteindre des dimensions
considérables et boucher les deux narines. Sa consistance est ferme, ses caractères extérieurs varia-
bles avec les différents degrés d'altération que peut

avoir subis la muqueuse ; c'est ainsi que sa surface, tantôt lisse et unie, est d'autres fois inégale, bosselée, ulcérée, fongueuse. La coloration varie aussi suivant que la muqueuse est ou non enflammée. Peut-être pourrait-on trouver, dans ces différences d'aspect un signe distinctif entre les épaississements syphilitiques et les épaississements scrofuleux (?).

Quoi qu'il en soit, le diagnostic de l'épaississement, est toujours entouré des plus grandes difficultés, Suivant les cas, il peut être confondu avec un fibrome, un sarcome, mais surtout avec un épithélioma. L'importance du diagnostic est extrême, surtout quand il s'agit de se prononcer entre un simple épaississement et une tumeur maligne.

En effet, tandis que, dans un cas, quelle que soit, du reste, la ténacité de l'affection, on réussira toujours, par un traitement interne approprié, à atténuer considérablement le mal sinon à le faire entièrement disparaître, dans l'autre, une opération dont les suites peuvent être graves, est absolument nécessaire. Aussi devra-t-on toujours se conduire avec une extrême réserve. On s'informera avec soin des antécédents du malade, du mode de début et surtout de la marche de l'affection. Les alternatives d'aggravation et d'amélioration dont sont susceptibles les épaississements, suffiront, quand elles ont été bien constatées, pour faire rejeter l'idée d'épithélioma ou de toute autre tumeur maligne, dont la marche est toujours progressive. Il faudra de plus tenir grand compte de l'influence de l'affection locale, sur la santé générale, et aussi des conditions spéciales où peut être placé l'individu (grossesse, par exemple).

Enfin, dans tous les cas où il y a place au moindre doute, on ne devra décider l'opération qu'après de nombreux essais thérapeutiques.

Pour être complet, signalons une autre variété d'épaississement de la cloison qui a été observée à la suite de blessures de cette partie. Bryant en rapporte un cas : la cloison du nez était tellement épaissie qu'il y avait obstruction des deux narines (*The Lancet*. 1867, t. II, p. 224).

Tumeurs de la cloison.

Les tumeurs de la cloison des fosses nasales sont loin d'être communes.

Malgré de laborieuses recherches, nous n'avons pu en découvrir qu'un fort petit nombre de cas. Aussi, n'est-ce pas, à proprement parler, une étude de ces productions pathologiques que nous allons faire ici. Nous nous bornerons à réunir dans cette partie de notre travail, les rares observations que nous avons trouvées éparses dans les recueils périodiques ou dans des ouvrages spéciaux, en y ajoutant quelques cas nouveaux, récemment observés et encore inédits.

Un fait sur lequel il nous faut d'abord appeler l'attention, c'est que les polypes muqueux, si communs dans les fosses nasales, ne se développent pas sur la cloison. Les auteurs classiques ne donnent

Casabianca.   4 pas, à cet égard, de renseignements précis. Tous, il est vrai, sont d'accord pour reconnaître que leur siége de prédilection est la paroi externe des fosses nasales, mais aucun ne dit d'une façon formelle que ce soit là leur siège exclusif. A. E. Durham, cependant, est bien près de l'affirmer, quand il dit, à propos des polypes muqueux : « Ce n'est que très-rarement, si toutefois cela est jamais, qu'ils proviennent de la muqueuse qui recouvre la cloison. » (in Holmes, A system of surgery, 2ᵉ édit. diseases of the nose).

Quant à nous, après des recherches sérieuses, nous nous croyons autorisé à conclure à l'absence absolue des polypes muqueux, sur cette partie des fosses nasales. Nous n'avons pu, en effet, en découvrir un seul cas authentique.

Avant que le microscope fût rigoureusement appliqué à l'étude des tumeurs, leur diagnostic était uniquement basé sur leurs caractères extérieurs, ce qui faisait réunir dans le même groupe, des éléments fort hétérogènes. Aussi ne doit on pas s'étonner que Gerdy, par exemple, ait admis que les polypes muqueux se forment sur tous les points des fosses nasales (loc. cit); Et, quand les auteurs du Compendium nous parlent de polypes *solitaires* se développant assez souvent sur la cloison, nous avons tout lieu de croire qu'il ne s'agissait pas, dans les cas auxquels ils font allusion de polypes muqueux vrais. mais de productions d'une toute autre nature.

Quant à la raison qui fait que les polypes muqueux ne naissent jamais de la cloison, nous pensons qu'on doit la chercher dans la conformation différente de la paroi interne et de la paroi'externe des fosses nasales, et aussi dans les différences que nous avons signalées dans la texture de la muqueuse qui les tapisse.

Quoi qu'il en soit, ce fait bien établi, est d'une extrême importance pour le diagnostic de la plupart des affections de la cloison, qui se trouve être ainsi considérablement simplifié.

Tumeurs fibreuses. — Nous n'avons pas à entrer dans la discussion sur le point d'implantation exact des polypes naso-pharyngiens. Nous nous contenterons seulement de constater, sans rechercher si ces adhérences sont primitives ou secondaires, que dans un certain nombre de cas, ces polypes sont intimement unis au bord postérieur du vomer, et empiètent même quelquefois, sur les deux faces de la cloison. En voici quelques exemples présentés à la Société de chirurgie :

I. — En 1860, Huguier présente un malade auquel il a enlevé un polype naso-pharyngieu dont le pédicule assez large, s'insérait à la partie tout à fait postérieure du vomer (Gaz. des Hop. 1860 p. 23).

II. — En 1861, Marjolin communique à la Société de chirurgie, une observation de polype naso-pharyngien chez une petite fille de deux ans, ayant pour point d'implantation non-seulement en arrière, le périoste de l'apophyse basilaire et de la partie inférieure du corps du sphénoïde, mais se continuant en avant de chaque côté, sur le périoste qui tapisse la cloison. Adhérences nombreuses à la pituitaire et à la partie postérieure du voile du palais. (Gaz. des Hop. 1861 p. 244).

III. — En 1850, Giraldès présente à la société de chirurgie, une observation de polype fibreux se détachant de la surface basilaire et se confondant en dedans, avec la cloison nasale. La partie fibreuse de la membrane qui double la cloison, était épaissie et augmentée de volume (Gaz. des Hop. 1850 p. 183).

Les polypes fibreux des fosses nasales, quel que soit d'ailleurs leur point de départ, intéressent souvent la cloison qui est ordinairement déjetée du côté opposé, quelquefois perforée ou même détruite. Dans certains cas, la portion de polype qui passe à travers la cloison, peut faire croire à une production dépendant de la paroi interne des fosses nasales.

Quoique cela soit excessivement rare, la cloison peut être le point de départ de tumeurs fibreuses, ainsi que le prouve le cas suivant que nous empruntons à Lebert.

Une jeune fille d'une vingtaine d'années avait, depuis plusieurs années, une tumeur qui, depuis la cloison du nez qu'elle occupait tout entière, s'étendait jusqu'à l'ouverture de la bouche. Elle avait été extirpée une fois, mais sans succès. La ligature fut tentée, mais elle ne fit qu'irriter la tumeur et y provoquer la suppuration. Le 28 février 1841, je l'enlevai en faisant les incisions dans les parties saines et en cautérisant la plaie avec le fer chauffé à blanc. La plaie s'est bien cicatrisée, et il n'y a point eu de récidive jusqu'à présent. La tumeur était entourée d'une croûte de pus concrété, sur laquelle se trouvait une couche de pus liquide avec ses caractères ordinaires. La tumeur était

assez dure, criant sous le scapel, d'un jaune blanchâtre, ne con-
tenant que peu de vaisseaux. Une tranche mince, examinée
sous le miscroscope, avec un grossissement de 300 diamètres,
montre un réseau de filaments qui s'entrecroisent dans tous les
sens et contiennent dans les interstices, une substance grenue
et de nombreux corps elliptiques et ronds. Toute la tumeur est,
de plus, infiltrée de pus, ce qui n'est pas facile à voir lorsqu'on
ne l'examine qu'à l'œil nu.

Voilà donc, ajoute l'auteur, un exemple d'une tumeur fibreuse
ulcérée et en voie de suppuration, cas, du reste, assez rare. (Lebert, Physiologie path., t. II, p. 174.)

Tumeurs osseuses. — On peut rencontrer sur la
cloison osseuse des exostoses syphilitiques, et même
d'après Roser elles ne seraient pas rares, *loc. cit.*

Demarquay a vu une exostose du vomer qui avait
entraîné une déviation du cartilage de la cloison
(*Gaz. des hôp.* 1851, p. 420).

Quant à ces productions particulières décrites
sous le nom d'ostéomes des fosses nasales, dont on
s'est tant occupé dans ces dernières années, nous
n'avons pas à en faire l'histoire. Aucune des observations publiées ne nous montre que la cloison ait
jamais été le point de départ d'une de ces tumeurs
indépendantes du squelette, ou bien y tenant seulement par un étroit pédicule. Par contre, M. Michel
(de Nancy) a observé chez une jeune femme un cas
d'exostose spongieuse (myéloïde) du vomer dont
les deux lames considérablement hypertrophiées,
avaient été écartées pour former la coque de la tumeur.

Nous donnons le résumé de cette observation
publiée in-extenso dans la *Gazette. Hebdomadaire*
de 1873, p. 380.

Obs. La tumeur de consistance osseuse forme une saillie notable à l'angle interne de l'œil droit (exophthalmie, amblyopie, diplopie, épiphora). Elle occupe la presque totalité des orifices postérieurs des fosses nasales et déprime le voile du palais. Une sonde de femme introduite par les orifices antérieurs, s'arrête au niveau du tiers antérieur du cornet inférieur, sur un obstacle dur, recouvert par la muqueuse. Le point d'implantation de la tumeur est douteux ; son début remonte à plus d'un an. L'iodure de potassium n'a donné aucun résultat.

Operation : Une première incision comprenant toute l'épaisseur des parties molles jusqu'à l'os, prolonge l'angle interne de l'œil droit jusque près du dos du nez ; une deuxième incision perpendiculaire à la première, partant en dehors de la bosse frontale, longe le sillon naso-jugal et s'arrête à l'aile nasale correspondante. Ces deux incisions réciproquement perpendiculaires, limitent à la hauteur de la tumeur, quatre lambeaux qui sont disséqués dans une étendue suffisante. L'unguis qui qui fait presque corps avec la tumeur, l'os plamum, la branche montante du maxillaire sont successivement réséqués et la tumeur est mise à nu. Sa coque est osseuse, mais au doigt elle offre, par place, une crépitation parcheminée. Une hémorrhagie considérable se produit au moment de l'ablation de l'extrémité saillante de la tumeur. M. Michel l'arrête en enlevant tout le tissu myéloïde renfermé dans ses alvéoles et le remplaçant par des boulettes de coton cardé. Le néoplasme logé dans la narine, était enveloppé d'une membrane muqueuse épaisse adhérant à la coque osseuse dont elle fut séparée par la dissection ; enfin, le produit pathologique fut entièrement énucléé.

« L'œil et le doigt peuvent constater après l'opération, une cavité occupant la plus grande partie des fosses nasales droites, limitée en dehors par la cavité orbitaire, en dedans par la cloison nasale réduite à la muqueuse dans son tiers postérieur (on ne sent aucune trace de vomer). »

Les suites de l'opération furent très-simples ; quinze jours après, la malade demandait sa sortie.

Revue un an après, elle présente la guérison la plus complète.

Anatomie pathologique de la tumeur. — Forme ovoïde, volume d'un petit œuf de poule. A l'extérieur, coque osseuse de 1 à 2^{mm} d'épaisseur, dans laquelle on ne saurait reconnaître la forme du vomer ; cependant, au milieu, à l'endroit qui correspond au bord libre du vomer, on trouve une crête plus épaisse ; surface externe, lisse, unie ; surface interne hérissée de prolongements stalactiformes, recouverte de tissu fibreux interceptant des cavités dans lesquelles se trouve un tissu rougeâtre analogue à la moelle des os de jeunes enfants, ayant dans quelques points seulement, la dureté du cartilage.

Examen microscopique : « Dans la coque on trouve des corpuscules osseux. Le tissu médullaire des cavités se résout en un feutrage de fibres fines au milieu desquelles se trouvent déposés : 1º de très-nombreux globules sanguins : 2º des globules plus gros, granulés, analogues aux éléments normaux du tissu médullaire ; 3º de rares plaques à noyaux multiples (cellules à myéloplaxes), enfin quelques cellules fusiformes. D'après ces données, il est évident que la tumeur est formée d'éléments appartenant à l'évolution des os plats. »

Tumeurs cartilagineuses. — Peut-on observer des enchondromes de la cloison? Bien que nos auteurs classiques ne donnent aucun renseignement à cet égard, nous sommes en mesure d'affirmer leur existence. Rappelons d'abord, qu'il existait autrefois des polypes dits cartilagineux. « Il en est qui sont si fermes qu'ils semblent cartilagineux, » dit Boyer, et Gerdy, *loc. cit.*, fait rentrer dans sa classification des polypes, les polypes cartilagineux. « On en trouve, dit-il, des exemples épars dans les auteurs, au rapport de Sporleder. Garengeot a vu un polype dont le pédicule était cartilagineux ; Job à Meeken (obs. méd. c. 12, p. 79) parle d'un polype cartilagineux, Paul Barbette (in chir. I ; 2. c. 1 hist. 2) en a aussi indiqué un exemple. »

Arthur E. Durham (*loc. cit*) dit en avoir vu deux cas, et en rapporte un observé par Ure. Nous reproduisons plus bas trois observations que nous avons trouvées dans les recueils périodiques. Mais, quelle que soit la valeur que donne à ces faits l'autorité des chirurgiens qui les ont observés, on doit regretter qu'il ne soit pas question, dans la relation qu'ils en donnent, des résultats fournis par l'examen histologique. Nous sommes heureux de pouvoir présenter ici une observation nouvelle recueillie, il y a quelques mois, à l'Hôtel-Dieu dans le service de M. le professeur Richet, et à laquelle le même reproche ne saurait être adressé.

Obs. I. — *Un jeune homme* fut admis dans le service de M. Erichsen, pour une tumeur cartilagineuse occupant le côté droit de la cloison qu'il repoussait vers la narine gauche. L'articulation des lettres nasales empêchée, l'impossibilité de respirer par le nez et un ronflement désagréable, outre la difformité et la saillie de la tumeur à travers la narine droite, engagèrent le chirurgien à l'enlever.

La tumeur a été enlevée par dissection avec un scalpel, à travers la narine droite. La production catilagineuse était en partie attachée à la portion osseuse de la cloison, qui envoyait une aiguille osseuse dans l'intérieur de la tumeur. La cloison cartilagineuse n'a pas été traversée; il y eut une forte hémorrhagie qu'on arrêta facilement par le tamponnement.

Les suites furent satisfaisantes. L'homme se remit bien, et sans qu'il restât aucun obstacle à la respiration par le nez. (The Lancet, 1864, t. II, p. 152.)

Obs. II. — Frédéric M..., *âgé de 9 ans*, vint me trouver à Guy's hospital, le 19 mars 1863, pour une obstruction de la narine droite, qui existait depuis aussi longtemps qu'il pouvait se rappeler, mais qui avait graduellement empiré. A l'examen du nez, on découvrit immédiatement une tumeur s'élevant sur le côté droit de la cloison, et se projetant comme une moitié de noisette dans la cavité. Elle était très-dure et lisse.

Le 24 mars, j'enlevai la tumeur qui était évidemment du cartilage, et une bonne guérison s'ensuivit. (Bryant, The Lancet, 1867.)

Obs. III. — Edward W..., *âgé de 9 ans*, me fut amené le 4 mai 1863, avec une petite tumeur de la grosseur d'un gros pois, s'élevant sur la marge de la cloison de la narine gauche. On l'avait remarquée depuis six mois ; elle était clairement unie à la cloison. Elle fut enlevée, et on eut la preuve qu'elle était formée de cartilage. L'opération fut suivie d'une heureuse guérison. (Bryant, The Lancet, t. II, p. 225).

Obs. IV. — Fibro-chondrome de la cloison des fosses nasales, ablation, guérison. (Communiquée par M. Ramonède, interne des hôpitaux.)

La nommée Calvaire, *âgée de 10 ans*, entre à l'Hôtel-Dieu le 27 janvier 1876, dans le service de M. Richet, salle Saint-Charles, n° 19.

L'examen de la lésion fait avec tout le soin désirable, donne les résultats suivants :

A une petite distance de l'orifice antérieur des narines et avoisinnant le plancher des fosses nasales, on trouve : dans la fosse gauche, une tumeur, dans la fosse droite, une perte de substance ulcéreuse.

Ulcération et tumeur sont exactement juxtaposées par leur base. Bien que l'examen des arrière-narines n'ait point été fait, les données fournies par l'inspection directe et l'exploration avec un stylet, permettent d'affirmer que tout le mal est sur la partie cartilagineuse de la cloison.

L'ulcération a la grandeur d'une pièce de 50 centimes ; ses bords sont saillants, taillés à pic ; son aspect est grisâtre ; sa profondeur, plus grande qu'on ne l'aurait cru d'abord, car un stylet promené dans le champ de la perte de substance, pénètre sans effort dans la fosse nasale gauche.

La tumeur est lisse, arrondie, de consistance cartilagineuse, d'aspect grisâtre, et du volume d'une noisette. C'est en arrière de la portion apparente de la tumeur, qu'existe la perforation.

La voûte palatine n'est point déformée ; il en est de même des sinus maxillaires, et, de la face prise dans son ensemble. Il n'y a jamais eu de douleur en ce point, et l'exploration est supportée sans grande peine. La respiration nasale est bruyante, particulièrement du côté droit, ou l'expiration est sifflante. Point d'ozène ; on n'a jamais remarqué la moindre odeur. De temps en temps, maux de tête. Point d'épistaxis, mais de temps en temps, rejet de concrétions muqueuses. — Sur aucun autre point du corps, on ne trouve rien de particulier.

Cette jeune fille est pâle, de constituion faible. On trouve dans l'aisselle droite et aux triangles sus-claviculaires, des ganglions légèrement hypertrophiés. L'examen du sang n'a pas été fait.

L'étiologie de cette affection n'est pas très-nette. On sait toutefois, qu'il y a un an environ, cette enfant fit sur le nez, une chute suivie d'une épitaxis abondante. La même hémorrhagie se répéta deux ou trois fois dans la suite. Il y a six mois seulement que la gêne de la respiration et le sifflement à l'expiration ont mis sur la trace de la lésion.

Le père et la mère se portent bien et paraissent avoir toujours joui d'une bonne santé.

Opération (sans anesthésie). La sous-cloison est détachée de son insertion postérieure, et relevée. Puis, une section horizontale à ras du plancher, est faite à l'aide de forts ciseaux droits. Cette section est répétée sur les limites supérieures de la tumeur. Enfin, la portion de la cloison malade est détachée de ses adhérences profondes, par le même procédé.

Cette série de sections, n'a pu se faire sans un écoulement notable de sang. L'ablation terminée, la sous-cloison est remise en place et suturée.

Une fièvre vive s'établit les jours suivants.

La réunion primitive ayant échoué, le travail de réunion secondaire n'aboutit à une consolidation définitive que dans les derniers jours de février.

La portion de cloison malade est désormais remplacée par une perte de substance. La forme du nez n'est modifiée en rien.

L'examen histologique de la tumeur a été fait par M. Longuet qui a bien voulu nous remettre la note suivante :

« Sur une coupe intéressant le cartilage de la cloison et la tumeur qui adhère à ce cartilage, il est facile de saisir les différentes phases du développement de la masse embryonnaire.

On voit d'abord que les cellules normales du cartilage se segmentent et qu'il en résulte une augmentation de nombre des noyaux cellulaires, en même temps qu'une diminution du volume de ces noyaux.

Puis, que les cellules embryonnaires devenant de plus en plus nombreuses, toujours par prolifération, écartent la substance amorphe fondamentale du cartilage et par conséquent, remplissent des cavités beaucoup plus grandes qu'elles ne le sont à l'état normal.

Enfin, les cellules embryonnaires sont tout à fait confluentes et constituent un tissu nouveau qui est formé de la manière suivante :

Au milieu d'une substance amorphe résistante et qui, en certains points, est très-finement granuleuse (c'est la substance fontamentale du cartilage), sont plongées des cellules embryonnaires ayant de douze à quinze millièmes de millimètre, un peu plus volumineuses que les globules blancs, possédant un gros noyau très-granuleux et non nucléolaire, entourées presque toutes d'une petite bande de protoplasma également très-granuleux. Ces cellules se colorent en rouge orangé par le picro-carminate d'ammoniaque. Quelques-unes d'entre elles, surtout vers la périphérie de la tumeur, ont acquis un développement notable et commencent à s'allonger selon leur grand axe et à prendre un aspect fusiforme ; elles ont ainsi l'apparence des cellules embryonnaires fusiformes du tissu conjonctif.

Nulle part, dans la masse néoformée, on ne trouve de vaisseaux sanguins ou lymphatiques.

La muqueuse qui recouvre la face extérieure de la tumeur, est parfaitement saine et ne présente rien de particulier à noter.»

Dans la clinique qu'il fit au sujet de la petite malade dont nous venons de donner l'observation, M. Richet a cité plusieurs autres cas d'enchondromes de la cloison opérés par lui ; entre autres, celui d'un jeune enfant chez lequel en même temps que se formait la tumeur cartilagineuse sur la cloison, un tic convulsif de la face s'était déclaré. L'opération le délivra de l'une et de l'autre.

Un fait qui ressort clairement de toutes les observations qui précèdent, c'est que l'enchondrome de la cloison se développe pendant la jeunesse, et plus

particulièrement pendant l'enfance. Toutefois
M. Richet a rapporté le cas d'une femme d'un certain âge qu'on lui avait adressée comme ayant un
cancer. Ce n'était qu'un enchondrome de la cloison
dont elle fut opérée et guérit très-bien.

Le pronostic de cette lésion ne paraît pas être
grave ; dans tous les cas que nous connaissons,
l'opération semble avoir donné une guérison définitive. M. Richet n'a jamais observé de récidive.

Sarcomes. — « Ils peuvent se développer primitivement sur la cloison ou sur quelque autre point
des cavités nasales. Les sarcomes de la cloison, qui
souvent se confondent avec les enchondromes, se
développent généralement à la fois des deux côtés
du septum, en sorte que, dans leur accroissement
rapide, ils ne tardent pas à remplir les deux fosses
nasales Ils ont, de plus, le triste privilége d'envahir
rapidement les parties supérieures de ces cavités et
de s'étendre jusque dans la cavité crânienne à travers l'ethmoïde. » Duplay.

N'est-ce pas à cette classe de néoplasmes, qu'appartient l'observation suivante de Paletta, que
Gerdy range au nombre des polypes muqueux ?

Obs. I. — Un jeune homme tourmenté de maux de tête,
mourut dans un état comateux. A l'autopsie, on trouva dans la
fosse nasale droite, un polype qui, naissant de la cloison, se
partageait en deux parties ; l'une supérieure, montant verticalement, avait détruit la portion criblée de l'éthmoïde, pénétrait
dans le crâne en écartant le repli de la faux du cerveau dont
elle s'était fait une enveloppe.

Cette tumeur, couverte par le lobe droit du cerveau dont elle avait altéré la substance, était baignée de pus mêlé de sang provenant de l'érosion des veines voisines ; son volume était égal à la moitié d'un œuf, sa surface inégale et bosselée, sa substance molle offrait à la section un aspect lardacé. La partie inférieure du polype remplissait presque toute la fosse nasale droite. (Paletta, Exercit. patholog. p. 7, Milan 1820).

Nous empruntons au *Medical Times* la curieuse observation suivante de *sarcome myéloïde* de la cloison.

Obs. II. — C. H..., âgé de soixante ans fut reçu à l'hôpital d'Albert-Wardon, le 15 septembre 1874. Le malade était un homme pâle, d'apparence maladive. Quoiqu'il n'ait jamais été bien fort, il s'est cependant, dit-il, bien porté jusqu'au mois d'avril dernier, époque à laquelle il eut une abondante hémorrhagie par la narine gauche, qui fut arrêtée par le tamponnement. Il croit avoir perdu au moins une pinte et demie de sang, dans cette occasion. Bientôt après apparut une tumeur dans la narine. Dans un hôpital métropolitain on essaya de l'enlever avec la pince à polypes ordinaire ; mais l'hémorrhagie fut si abondante que l'opération fut abandonnée. Quand M. Mason examina le malade, il trouva la narine gauche complètement bouchée par une masse noirâtre qui distendait considérablement l'aile du nez. La tumeur était fortement vasculaire, et tout effort du malade amenait une hémorrhagie qui durait plusieurs heures. Elle était évidemment attachée ou reliée à la cloison du nez, la paroi externe de la cavité nasale étant libre.

19 septembre. — M. Mason enleva (sans chloroforme) le plus possible de la tumeur à travers la narine, avec une pince à polype, et la fosse nasale parut parfaitement libre après l'opération. L'examen microscopique montra que la tumeur était un sarcome myéloïde. Le malade se déclara beaucoup soulagé et alla bien jusqu'au 26 septembre, époque à laquelle la narine fut de nouveau obstruée. On l'observa pendant quelque temps et comme la tumeur paraissait s'étendre rapidement, M. Mason se décida à faire un autre essai pour l'enlever. Le 14 octobre, le malade fut soumis au chloroforme, et M. Mason fit une incision sur le côté de la narine et releva l'aile du nez. Un morceau de l'apophyse nasale du maxillaire fut enlevé avec une pince cou-

pante, et on trouva la tumeur attachée à la cloison seulement. On l'enleva en disséquant le plus loin possible chaque partie. La surface saignante fut alors saturée avec une solution de chlorure de zinc, et les bords de l plaie réunis au moyen de fils de soie. On n'appliqua aucun appareil.

Le 16 octobre on enleva le pansement ; la plaie s'était fermée par réunion immédiate. Le 23, le malade sortit très-amélioré. Comme on s'y était attendu, il se présenta de nouveau le 22 décembre. La tumeur avait beaucoup augmenté de volume ; elle était plus grosse qu'elle n'avait jamais été. Une nouvelle opération ne promettait rien de bon. Mais le malade était extrêmement anxieux d'être débarrassé de sa maladie qui, disait-il, lui rendait la vie misérable. En conséquenee, le 6 janvier, M. Mason opéra de nouveau avec le chloroforme, en ouvrant la narine et portant le bistouri dans la ligne cicatricielle laissée par l'opération précédente. La tumeur non-seulement remplissait la cavité nasale, mais aussi avait produit une infiltration des tissus durs et mous avoisinants. Afin d'enlever tout le mal, le bistouri fut porté à travers la lèvre supérieure sur la ligne médiane, et on disséqua en dehors la joue et la narine. Il fut nécessaire d'exciser une partie de la surface interne de la lèvre supérieure, car l'affection avait atteint cette partie. L'opération fut terminée en rapprochant les deux portions de la lèvre avec deux épingles à suture, et en réunissant les narines avec des fils de soie.

Le malade se remit d'une façon remarquablement rapide, car le 9 janvier les épingles et les sutures furent enlevées, et le 11, il se trouva assez bien pour se lever. Le 14 janvier il fut envoyé dans un hôpital de convalescence. Le 12 avril il vint à l'hôpital pour se montrer à M. Mason, et il n'y avait alors aucun signe du retour de l'affection. Il paraissait être plus gras et avoir beaucoup gagné comme état général. (*The medical Times and Gazette*, 1875, t. I, p. 532.)

Ce qui constitue la gravité du sarcome de la cloison, c'est surtout la rapidité de son accroissement et de sa reproduction. Les ganglions sont rarement envahis et l'infection générale est lente à se produire. Si l'on parvient à circonscrire et à enlever tout le tissu

pathologique, ou pourra espérer une guérison définitive. Pour cela, il faut se hâter d'intervenir, avant
que le mal ait pris de l'extension, et opérer largement, au risque de produire une difformité qui n'est
rien, quand il s'agit de la vie du malade.

Adénomes de la cloison. — Nous n'en connaissons
pas d'observation. Dans les deux cas d'adénomes des
fosses nasales dus l'un à M. Robin, l'autre à M. Verneuil (Pugliese, essai sur les adénomes des fosses
nasales, thèse Paris, 1862), le néoplasme provenait
des parois externe et supérieure. Cependant, bien
que cela ne puisse être encore rigoureusement établi,
il est très-probable que les adénomes se développent
également sur la cloison du nez, et nous admettrions
volontiers que dans un certain nombre de cas de
prétendus polypes muqueux de cette partie, il s'a-
gissait, en réalité, de ces tumeurs glandulaires.

Epithélioma. — Cette confusion a surtout été
faite pour l'épithélioma, qui peut se présenter avec
les caractères extérieurs des polypes muqueux légi-
times. Ce fait déjà établi pour l'épithélioma des fosses
nasales en général, est également vrai pour celui de
la cloison, en particulier. Pour éviter l'erreur, il
faut être prévenu de l'absence des polypes muqueux
sur la paroi interne des fosses nasales.

L'épithélioma de la cloison est très-grave. Sa
marche est rapide; les prolongements nombreux
qu'il envoie dans les parties voisines portent au loin
les germes du mal, ce qui rend l'extirpation complète

très-difficile, et les récidives à peu près inévitables. L'infection générale n'est pas aussi lente à se produire que dans les cas de sarcomes, et les ganglions lymphatiques peuvent être très-rapidement envahis, ainsi que le prouve l'observation suivante:

Obs. I.— Le 7 mai 1873, est entré à l'hôpital de la Pitié, salle Saint-Louis, n.° 58, le nommé Charles Pascal, âgé de 52 ans, profession: homme de peine.

Il y a deux ans il a vu apparaître dans la narine gauche, un petit bouton qui lui a donné d'abord une sensation de picotement, et plus tard, de la gêne pour respirer de ce côté. *Quinze jours* après l'apparition de ce bouton, *engorgement d'un ganglion* sous-maxillaire.

Dix-sept mois plustard, ulcération du dit bouton, léger écoulement du nez, suintement ichoreux. Après avoir employé divers médicaments sans résultat, il entre deux mois après à l'hôpital Lariboisière dans le service de M. Verneuil.

Ce chirugien diagnostique un éplthélioma de la cloison du nez avec infection ganglionnaire au niveau de l'angle de la mâchoire du côté gauche, et il en fit l'extirpation...

Quelque temps après, récidive à la région sous-maxillaire du même côté. C'est ce qui l'amène maintenant à la Pitié. Un autre ganglion s'est pris. Nouvelle opération...

Le malade quitte l'hôpital quinze jours après.

(Bouheben, de l'Extirpation de la glande et des ganglions sous-maxillaires, thèse Paris, 1873.)

Ce malade a fini par succomber.

L'examen histologique de la tumeur de la cloison qu'il portait à son entrée à l'hôpital Lariboisière, et qui a été le point de départ de l'infection ganglionnaire, a été fait par M. Nepveu; il a entièrement confirmé le diagnostic de M. Verneuil. C'était bien un épithélioma.

L'observation qui précède ne donne aucun détail sur l'opération qui fut pratiquée pour l'ablation de ce néoplasme. Nous sommes en mesure de combler cette lacune.

M. Verneuil fit avec un bistouri droit une incision sur le dos du nez, depuis la racine de cet organe jusqu'à 1 centimètre et demi du lobule; de l'extrémité inférieure de cette incision, il en fit partir deux autres obliques, portant sur les parties latérales du nez et figurant, avec la première, un Y renversé. Faisant alors écarter à droite et à gauche les lambeaux résultant des incisions, il mit à découvert la cloison sur laquelle il put porter les instruments avec sécurité et facilité. Une fois la tumeur enlevée, les lambeaux furent rapprochés et réunis par des sutures.

M. Verneuil conseille cette opération dont les résultats sont excellents, dans tous les cas qui réclament l'extirpation de la cloison. Il l'a encore pratiquée avec avantage, dans un cas fort remarquable de tumeur érectile des fosses nasales surtout développée sur la cloison, dont il publiait l'observation l'année dernière (in Annales des malad. de l'oreille et du larynx, T. I, 1875, p. 169).

Voici une nouvelle observation d'épithélioma de la cloison, que nous devons à l'obligeance de M. Péan :

Obs. II. — Épithélioma de la cloison, récidive.—Jeanne K..., 64 ans, entre à l'hopital Saint-Louis, salle Sainte-Marthe, n° 55, le 3 juin 1876.

Au mois de janvier dernier, cette femme était déjà venue trouver M. Péan pour une tumeur simulant un polype et siégeant sur la cloison des fosses nasales ; le début remontait à cinq mois. Durant les deux premiers mois, la malade avait éprouvé un peu de gêne de la respiration, de l'enchifrènement, de la

Casabianca.   5

céphalalgie, mais à partir du troisième mois, les troubles devinrent plus accusés; l'enchifrènement, la gêne de la respiration augmentèrent; le goût et l'odorat commencèrent à s'émousser. En même temps, la tumeur prenait de l'accroissement et commençait à faire saillie au dehors par la narine droite.

A l'entrée de la malade dans son service M. Péan constata, sortant par la narine et l'obstruant, une petite masse polypeuse, rougeâtre, molle, friable, directement implantée sur la cloison, mais sur un espace assez restreint. Elle était pour ainsi dire pédiculée. La narine droite était un peu élargie, ses téguments un peu congestionnés. Le dos du nez était également bombé au niveau de l'union des cartilages avec les os; la peau était saine.

M. Péan avait reconnu là un épithélioma développé sur la cloison, et pour ne pas causer une déformation trop grande, il s'était contenté de faire une incision sur la ligne médiane et d'enlever largement la portion de la cloison où était implantée la tumeur. L'opération terminée, les deux lambeaux avaient été rapprochés et suturés.

Un mois après, la malade sortait très-bien guérie, malgré un érysipèle peu intense survenu douze jours après l'opération.

Au commencement d'avril, la tumeur a recidivé, et cette femme entre de nouveau à l'hôpital Saint-Louis.

Elle respire difficilement, éprouve de violentes céphalalgies, ne perçoit plus du tout les odeurs, souffre beaucoup, a perdu l'appétit, le sommeil; ses forces diminuent de jour en jour, et elle demande qu'on la débarrasse d'une affection qui lui rend l'existence insupportable. Le nez est un peu affaissé, mais ne présente pas une difformité bien grande; la peau qui le recouvre a une teinte érysipélateuse, les narines, et surtout la droite, sont obstruées par la tumeur qui a récidivé au niveau du bord antérieur de la portion restante du cartilage de la cloison, et qui s'étend vers le dos du nez.

On ne constate point d'écoulement par les narines, et, à part les violents maux de tête il n'y a rien à noter du côté des cavités orbitaires, buccale et crânienne.

Devant le diagnostic porté la première fois, devant une récidive aussi prompte, il était à craindre que l'affection ne se généralisât rapidement et ne vouât la malade à une mort prochaine. Une ablation totale des parties atteintes pouvait seule retarder l'issue funeste, et M. Péan ne crut pas devoir refuser une opération que cette femme demandait avec tant d'instance. Elle fut pratiquée le 3 juin.—Après l'hémostase préventive au moyen de pinces hémostatiques placées sur la lèvre supérieure, M. Péan fit, sur toute l'étendue du dos du nez et de la lèvre supérieure, une incision qui, du même coup, intéressa les parties molles jusqu'aux os et aux cartilages. En renversant les lambeaux, la tumeur fut aussitôt découverte. Implantée sur le bord antérieur de la cloison, elle envoyait des prolongements nombreux dans les parties voisines. Les os propres du nez, une partie de l'apophyse montante durent être enlevés. La cloison, le bord alvéolaire, sur une étendue de 3 centimètres, et une portion de la voûte palatine qui, elle aussi, était envahie par la production morbide, furent également sectionnés.

Pendant l'opération, on eut soin d'empêcher, au moyen de petites éponges, le sang de tomber dans les fosses nasales postérieures et dans la bouche, d'où il eût pu passer dans le larynx. A l'aide de nombreuses pinces hémostatiques, toutes les parties molles qui recouvraient le squelette ostéo-cartilagineux de la région purent être mises à nu sans perte notable de sang. Quelques heures après l'opération, les pinces furent enlevées et les bords de la plaie réunis par quelques points de sutures métalliques. Le pansement consista en compresses imbibées d'eau de sureau froide et souvent renouvelées.

4 juin. La malade souffre beaucoup, soif ardente; T. 38°4.

Le 5. Souffrances moindres, plus calme ; T. 38°1.

Le 6. Douleurs supportables, a dormi ; T. 38°.

A partir de ce jour, le mieux a continué et se maintient.

L'examen microscopique du tissu néoplasique fait après chaque opération, par M. André, a démontré qu'on avait réellement affaire à un épithélioma.

Nous n'avons pas à revenir sur ce que nous avons déjà dit sur le diagnostic différentiel entre le cancroïde et l'épaississement de la cloison.

Carcinomes. — Nous n'avons aucune donnée précise sur la fréquence relative du cancer primitif de la cloison.

Nous pourrions donner ici, une observation de carcinome à petites cellules, occupant toute l'étendue des fosses nasales, opéré au mois de février dernier par M. Péan ; mais comme le point de départ n'a pas été établi, que même, selon toute probabilité, la cloison n'avait été envahie que consécutivement, nous ne croyons pas devoir nous y arrêter.

Comme pour les autres tumeurs malignes dont nous venons de nous occuper, et même bien plus que pour celles-ci, le pronostic est extrêmement grave. Qu'il soit développé sur la cloison ou sur un autre point des fosses nasales, la marche du cancer est extrêmement rapide ; et l'infection générale ne se fait pas attendre.

Le diagnostic peut être difficile au début ; nous avons vu plus haut qu'un cancer encéphaloïde de la cloison, avait été pris pour un abcès ; mais l'erreur ne sera pas de longue durée ; dans le cas dont nous parlons, la tumeur envahit en peu de temps la totalité des fosses nasales, et emporta le malade (Duplay, *loc. cit.*)

L'âge du malade, la consistance caractérisque de la tumeur, etc. empêcheront de confondre un enchondrome dont le pronostic est bénin avec un carcinome, pas plus qu'avec un sarcome ou un épithélioma. Quant au diagnostic différentiel de ces dernières tumeurs entre elles, il peut présenter quelquefois des difficultés, mais cela n'a pas une bien grande importance au point de vue pratique, l'action chirurgicale devant être la même dans tous les cas.

Toutes les fois qu'on se trouvera en présence d'une production pathologique provenant de la cloison, ayant plus ou moins de ressemblance avec un polype muqueux, pédiculée ou non, de consistance autre que celle de l'os ou du cartilage, et qu'il sera établi que ce n'est ni un abcès, ni un épaississement de la cloison, on devra la considérer comme une tumeur de nature maligne.

Et alors, qu'il ait affaire à un sarcome, à un adénome, à un épithélioma ou à un carcinome, le chirurgien doit toujours se hâter d'intervenir pour enlever le mal aussi complètement que possible.

Obs. — Polype (cancéreux?) *de la cloison des fosses nasales,* par le professeur Syme. — Andrew Lawson, âgé de 47 ans, employé à la poste générale, entre à l'hôpital le 23 avril. Ce malade s'est aperçu, dès le commencement de l'année, de la présence d'une excroissance dans la narine droite, augmentant tous les jours de volume, et qui a fini par le gêner beaucoup en empêchant le passage de l'air à travers la narine. Cette tumeur saignait de temps en temps avec une telle abondance, que le malade en fut effrayé. D'une couleur brunâtre, d'une consistance molle et friable, elle saignait au moindre attouchement. L'examen du malade ne laissait pas le moindre doute sur la nature cancéreuse de la tumeur, ce qui m'engagea à m'abstenir de toute tentative d'enlèvement..... Je me bornai donc à enlever la partie proéminente de la tumeur et à renvoyer le malade comme incurable.

Quelque temps après, il revint et m'apprit que les hémorrhagies continuaient toujours et qu'il était décidé à subir toute opération, pourvu qu'il trouvât un adoucissement à son mal. Je dus l'examiner de nouveau. Cet examen me fit croire que probablement le polype s'attachait aux os, tout près de l'ouverture antérieure des narines. Ce qui donnait plus de force à mon opinion, c'est que la portion osseuse du nez n'était pas distendue par le mal ; cette distension se bornait à la partie molle de l'organe ; ensuite, le malade n'éprouvait aucune douleur dans la région ethmoïdale, et les yeux n'avaient pas éprouvé la moindre altération. Je croyais donc que le polype prenait naissance sur le cornet inférieur ou sur un autre point de la partie osseuse inférieure des fosses nasales. Dans cette idée, je me décidai à tenter tout ce qu'il me serait possible de faire.

Pour bien reconnaître le siége de la tumeur, je fendis la lèvre dans toute sa hauteur, au niveau de la partie moyenne de la narine ; j'écartai, en les disséquant, les deux lambeaux formés par cette incision, et mettant largement à découvert l'ouverture antérieure des forces nasales, il me fut facile de plonger dans le fond de la cavité et de reconnaître le point d'insertion de la tumeur. Je reconnus que le polype s'insérait sur la cloison, à la rtpaie inférieure. J'ai préféré fendre la lèvre, par la raison qu'il est ainsi plus facile de mettre largement à découvert les fosses nasales qu'en fendant les ailes du nez.

Le polype se trouvant placé immédiatement au-dessus de la réunion du cartilage de la cloison à l'os, il m'était facile d'en faire l'extraction. Je coupai la cloison de façon à ne point endommager la sous-cloison du nez ; à l'aide de pinces, je divisai les os et je détachai toute la portion du cartilage donnant insertion au polype. Les lambeaux de la lèvre furent ensuite réunis par le moyen d'une suture entortillée. Au bout de quelques jours, le malade allait très-bien (The London and Edimb. Monthly Journal, sept. 1842, p. 790. — Reproduite in Annales de chirurg. française et étrangère, t. VI, p. 224).

Vices de conformation.

Déviation. — Nous devons surtout nous occuper dans ce chapitre, d'un vice de conformation fréquent, quelquefois assez prononcé pour nécessiter l'intervention chirurgicale. Nous voulons parler des déviations de la cloison.

Souvent les deux faces de la cloison sont déjetées d'un côté ou de l'autre de la ligne médiane et par suite, convexes et concaves en sens opposé. Il est rare que le vomer et la lame perpendiculaire de l'ethmoïde ne participent pas à la déformation, mais celle-ci est, en général, plus prononcée sur la cloison cartilagineuse qui, quelquefois, est seule déviée.

Béclard, se fondant sur ce que l'incurvation se fait le plus souvent à gauche, l'expliquait par l'habitude de se moucher de la main droite. Cette explication ne nous satisfait pas, et nous aimons mieux admettre, avec les auteurs du Compendium (t. III. p. 33), que la déviation est native et due à un excès d'allongement dans le sens vertical. — La cloison, lame ostéo-cartilagineuse comprise entre des parties inflexibles, ne peut tendre à acquérir des dimensions plus considérables que l'espace qui lui est normalement réservé, sans s'infléchir à droite ou à gauche. D'après Duplay, ce vice de conformation coïnciderait, le plus habituellement, avec une voussure exagérée de la voûte palatine du côté des fosses nasales, et une diminution dans le diamètre vertical de ses cavités (Follin et Duplay, Path. ext. t. III, p. 850).

Le plus souvent, la déviation est unilatérale ; mais, dans certains cas, la disproportion entre la hauteur des fosses nasales et celle de la cloison est telle que, pour s'y loger, celle-ci subit une double déviation alternativement à droite et à gauche ; de sorte que, sur une coupe verticale dans un plan transversal, elle se présenterait sous la forme d'un S dont les deux ventres peuvent arriver au contact de la paroi externe et obstruer les deux narines. M. Verneuil, dans ses dissections, a rencontré plusieurs fois cette disposition. Une double déviation peut aussi exister dans le sens antéro-postérieur, c'est-à-dire que l'on rencontre d'abord, en allant d'avant en arrière, une saillie à gauche, par exemple, puis plus loin, une saillie à droite (Duplay).

La saillie que forme dans une narine la cloison déviée peut être assez considérable pour rendre de ce côté le passage de l'air impossible. Quand la déviation est double, la respiration ne peut guère se faire que par la bouche, ce qui, outre l'ennui causé au malade, peut amener une inflammation chronique de la muqueuse naso-pharyngienne et un affaiblissement notable de l'ouïe.

Ce qu'il nous importe surtout de signaler, à propos de la déviation de la cloison, ce sont les erreurs de diagnostic auxquelles elle donne souvent lieu. Elle peut être prise pour une tumeur de nature quelconque, mais c'est surtout avec des polypes des fosses nasales qu'elle a été le plus souvent confondue.

Dans un cas observé par Boyer, chez un enfant de douze ans, le cartilage dévié formait à l'ouverture de la narine gauche, une tumeur saillante au dehors, qu'on avait prise pour une production anormale, et qu'on cautérisait depuis trois ans (Boyer 5e édit. t. V. p. 62). — Richerand, cité par Nélaton, rapporte qu'un chirurgien peu expérimenté se méprit dans un cas de ce genre, déchira une portion de la pituitaire et mit l'os à nu en voulant arracher ce faux polype, sur une jeune demoiselle (Nélaton, loc. cit. t. III, p. 745). — Bryant, loc. cit, rapporte deux cas de déviations prises pour des polypes. — En 1875, entrait au Val-de-Grâce un soldat portant dans la narine gauche, une tumeur qui avait été prise pour une exostose. Un examen attentif fit aussitôt reconnaître à M. le professeur Gaujot qu'il avait affaire à une déviation de la cloison.

Dans tous les cas, le diagnostic est facile. La consistance cartilagineuse de la tumeur que l'on voit se continuer insensiblement avec les parties voisines, et surtout l'examen du côté opposé où se trouve une dépression exactement correspondante à la saillie, feront toujours reconnaître une déviation de la cloison. Il suffit donc d'être prévenu pour éviter l'erreur.

Les observations suivantes compléteront ce que nous avions à dire des déviations de la cloison.

Obs. I. — (Tirée des Annales de la Société de médecine d'Anvers. *Gazette médic.*, 1847, p. 810). — Un jeune homme de 21 ans porte, depuis sa jeunesse, une difformité consistant dans la déviation à droite de la partie inférieure du cartilage de la cloison du nez, et dans la longueur trop considérable de ce cartilage, qui forme une tumeur dans la narine droite, saillante d'une ligne au-dessous de la sous-cloison. Outre la difformité, cette disposition occasionne des douleurs par le frottement du mouchoir... M. Heylen avait eu l'espoir de pouvoir redresser le cartilage à l'aide de corps dilatants, mais sa longueur devait nécessairement s'y opposer. Il proposa donc de réséquer la partie saillante de la cloison, ce que le malade accepta. — Une incision faite sur le côté latéral droit du cartilage permit de disséquer des deux côtés la muqueuse qui le recouvre et de séparer sa partie saillante à l'aide de forts ciseaux. La réduction du cartilage fut très-facile, mais le peu d'épaisseur de la muqueuse empêcha de faire la réunion des bords de la plaie, et on introduisit dans la narine droite un petit bout de sonde entourée de bandelettes agglutinatives, dans le but de redresser la cloison pendant que la cicatrisation s'opérait.

Au bout de sept jours, la cicatrisation était complète ; la cloison était redressée, les autres parties du nez n'avaient point changé dans leurs rapports, et la difformité avait entièrement disparu à l'extérieur.

Obs. II. — Dans un cas observé par Blandin chez un avocat, l'oblitération presque complète des deux narines par une déviation semblable de la cloison (déviation en S), produisait un nasonnement très-marqué. Sans se préoccuper de la difformité qui ne s'accompagnait, d'ailleurs, d'aucune souffrance, Blandin eut l'idée de faire pénétrer l'air dans une des fosses nasales en faisant, avec un emporte-pièce composé de lames introduites dans chacune des narines, une perforation sur la cloison déviée. Ce fait n'ayant pas été publié, nous ignorons quel a été le résultat. (Compendium de chirurgie, t. III, p. 33.)

Dans un mémoire lu à la société de Chirurgie (séance du 27 août 1851), M. Chassaignac a rapporté l'observation suivante que nous résumons :

Obs. III. — L..., âgé de 14 ans, présente, dans la narine gauche, une saillie ampullaire considérable débordant l'ouverture des fosses nasales et due à la déviation du cartilage de la cloison. La pointe du nez est fortement et très-disgracieusement déviée à droite. M. Chassaignac juge l'intervention nécessaire.

« L'enfant étant assoupi au chloroforme et placé dans une position convenable en face du jour, je pratiquai tout près de la sous-cloison et dans le sens antéro-postérieur, une incision très-légèrement relevée à ses deux extrémités. Cette incision avait pour objet de mettre à découvert le cartilage dévié. J'introduisis alors dans l'intérieur de cette plaie l'extrémité d'une spatule au moyen de laquelle je décollai la muqueuse d'avec le cartilage. Ce temps de l'opération fut assez laborieux. Le cartilage une fois mis à nu, je refoulai avec la spatule le lambeau muqueux au dessus de l'ampoule cartilagineuse, puis je coupai plusieurs épaisseurs dans le cartilage, jusqu'à ce que j'eusse obtenu une souplesse et un amincissement qui me permit de rejeter vers la ligne médiane, la cloison cartilagineuse devenue facile à déplacer. Cela fait, je ramenai de haut en bas le lambeau muqueux contre la cloison. Une petite éponge, de forme conique, fut placée dans la narine pour rendre permanent ce qui venait d'être obtenu au moment même.»—Dix jours après l'opération, le jeune malade va très-bien. La cloison est droite, ce qui n'empêche pas le lobule du nez d'avoir un peu de tendance à se latéraliser, résultat d'une conformation et d'une habitude de position depuis longtemps contractées (*Gaz. des Hôpit.*, 1851, p. 420).

Ces trois observations montrent quels sont les procédés opératoires auxquels on pourrait avoir recours dans les cas de déviation considérable de la cloison. Il nous semble que l'opération pratiquée par Heylen doit être la plus avantageuse.

La déviation de la cloison est quelquefois accidentelle, et succède aux coups ou aux chutes sur le nez.

Quelmalz (*Programma de narium earum que septi incurvatione*, in 4, Lipsiæ 1750) en cite un exemple remarquable.

Nous reproduisons en détail l'observation suivante dans laquelle est décrite une opération nouvelle pratiquée avec succès par Demarquay, contre la déviation de la cloison.

Obs. IV. — Un commis de magasin, âgé de vingt ans, se battant avec un de ses camarades, reçut sur le nez, un vigoureux coup de poing qui amena une abondante hémorrhagie et une déviation considérable du nez à gauche, avec impossibilité de respirer par la narine de ce côté. Ce jeune homme éprouvait, par suite de cette déviation, un sentiment de gêne extrême qui l'avait déterminé à entrer à la Maison de santé.

En l'examinant, on constatait que la narine gauche était presque complètement bouchée par la saillie du cartilage médian. La narine droite n'était point sensiblement augmentée. Le nez était très-épaté et incliné à gauche.

M. Demarquay se décida à pratiquer l'opération suivante : Il fit, sur la ligne médiane du nez, une incision qui, partant du dos de l'organe, arrivait sur la lèvre supérieure. Le premier temps de l'opération séparait les cartilages latéraux du nez et conduisait sur le cartilage médian. Une fois ce premier temps accompli, M. Demarquay disséqua à gauche la muqueuse de revêtement du cartilage qui remplissait la narine, et lorsque toute la partie saillante fut ainsi découverte, il enleva, en coupant d'arrière en avant, tout ce qui gênait la narine et empêchait la respiration de s'accomplir. Cela fait, on réunit par des points de suture le lobule du nez divisé, et le malade guérit parfaitement. Le nez s'est redressé et la respiration s'est rétablie du côté gauche comme du côté droit. La réunion se fit par première intention, et au moment où ce jeune homme quitta l'hôpital, il n'y avait plus de trace ni de l'accident primitif, ni de l'opération à laquelle il avait donné lieu. (*Gaz. des Hop.*, 1859, p. 470.)

Autre exemple de déviation accidentelle :

Le 18 décembre 1875, entrait à l'hôpital Lariboisière (service de M. Tillaux), un jeune homme de vingt ans portant une déviation de la cloison à gauche, consécutive à un coup qu'il avait reçu sur le nez cinq ans auparavant.

Les ulcérations des fosses nasales peuvent être suivies, surtout lorsque la cloison est déviée, de l'adhérence des deux parois, amenant l'obstruction de la narine correspondante. Bryant, *loc. cit.* en cite un cas.

Perforation et destruction de la cloison, difformités consécutives. — Nous n'avons pas à revenir ici sur ce que nous avons déjà dit sur la perforation de la cloison. Il nous reste seulement à signaler l'existence de perforations congénitales. « On trouve

quelquefois, dit Blandin, la cloison des narines per-
cée sans que cette disposition soit le résultat d'une
opération ou d'une maladie. » Blandin, anat. top.
p. 75.

On a même observé l'absence congénitale complète de la cloison. Blandin, en possédait un exemple remarquable « sur un fœtus chez lequel la cloison médiane des fosses nasales manque tout à fait,
ainsi que la lame criblée de l'ethmoïde. » loc. cit.
p. 74.

En 1864, M. Fernet présente à la Société anatomique un fœtus mort-né qui offrait un exemple de
ce vice de conformation : « Le nez est aplati ; ses
deux cavités communiquent librement entre elles,
par le défaut absolu de la cloison. » Bull. de la
Soc. Anat. 1864, p. 130.

Nous avons déjà vu, en nous occupant des ulcères,
quelles sont les causes qui amènent la destruction
plus ou moins complète de la cloison. Quant aux difformités extérieures qui peuvent en être la suite, elles
sont très-bien décrites dans les lignes suivantes que
nous empruntons à Boyer : « Quant la cloison est
détruite, les phénomènes varient selon l'étendue du
mal. Si la portion de l'os ethmoïde qui soutient les
os propres du nez est nécrosée, ceux-ci s'affaissent,
le nez s'élargit et s'aplatit jusqu'aux cartilages latéraux. Si c'est une portion du vomer qui est nécrosée
ou sa totalité, il n'y a aucun changement dans les
os du nez, l'ethmoïde les soutenant toujours ; mais
le cartilage de la cloison n'étant plus fixé en arrière

par cet os, il s'affaisse et les cartilages latéraux cèdent aussi; d'où vient un léger aplatissement du nez, mais peu sensible. Quand le cartilage de la cloison est détruit, les cartilages latéraux ne sont plus soutenus et s'affaissent; et alors, comme, d'une part, les os du nez sont supportés par la lame perpendiculaire de l'ethmoïde, et que, de l'autre, les cartilages des ailes sont maintenus en place par celui de la sous-cloison qui lui appartient, il y a entre les os et les cartilages des ailes, une espèce de gouttière qui a la figure d'un V renversé, et qui donne au nez un aspect singulier. Lorsque la lame perpendiculaire de l'éthmoïde et le cartilage de la cloison sont détruits en même temps, toute la partie supérieure du nez s'affaisse et il ne reste plus qu'un petit bout de forme pyramidale, qui paraît être appliqué à l'ouverture des fosses nasales, et qui est formé par les cartilages des ailes du nez soutenus par celui de la sous-cloison. Le nez paraît alors retroussé, parce que la partie supérieure des cartilages des ailes, qui n'est plus soutenue, est portée plus en arrière que l'inférieure appuyée sur la sous-cloison. »

Nous ne croyons pas devoir consacrer un chapitre spécial aux opérations qui se pratiquent sur la cloison. En effet, la plupart d'entre elles se trouvent décrites dans les observations de tumeurs et de déviations que nous avons données plus haut, et nous ne pourrions que nous répéter.

Nous nous contenterons de rappeler ici l'opération que Blandin, au dire de Richet, pratiqua sur un jeune homme dont le nez prodigieusement busqué, présentait cette courbure particulière, désignée sous le nom de bec à corbin, mais portée à un degré vraiment ridicule.

« Blandin pratiqua sur la ligne médiane, une incision abaissée de la racine à la base, puis après avoir mis à nu et isolé la lame cartilagineuse perpendiculaire, en réséqua toute la partie exubérante et réunit ensuite les téguments à l'aide de la suture entortillée, comme pour le bec-de-lièvre. L'opération eut un plein succès ; la cicatrice linéaire était invisible, et le nez ramené à des proportions très-acceptables. » (Richet, *Anat. chir.*, 4e édit., p. 65.)

Dans ces derniers temps, M. Lannelongue se basant sur les propriétés physiques de la muqueuse de la cloison (résistance d'une part, adhérence faible de l'autre, a eu l'idée de lui emprunter un lambeau pour combler des perforations ou des divisions totales avec écartement de la voûte palatine. Cet ingénieux procédé employé dans cinq cas, a donné cinq succès complets. (Soc. de Chirurgie, séance du 7 juin 1875, in *Gaz. des Hôpit.*, 1876, p. 543.)

Paris. — A. PARENT, imprimeur de la Faculté de Médecine, rue M.-le-Prince, 29-31.

9 782019 648046